实用
中医妇科手册

刘绍华◎著　　宋　庆◎整理

中国科学技术出版社
·北　京·

图书在版编目（CIP）数据

实用中医妇科手册 / 刘绍华著 . -- 北京：中国科学技术出版社，2025. 3.
-- ISBN 978-7-5236-1224-8

Ⅰ. R271.1-62

中国国家版本馆 CIP 数据核字第 2024EK7115 号

策划编辑　韩　翔　于　雷
责任编辑　韩　翔
文字编辑　靳　羽
装帧设计　华图文轩
责任印制　徐　飞

出　　版　中国科学技术出版社
发　　行　中国科学技术出版社有限公司
地　　址　北京市海淀区中关村南大街 16 号
邮　　编　100081
发行电话　010-62173865
传　　真　010-62179148
网　　址　http：//www.cspbooks.com.cn

开　　本　889mm×1194mm　1/32
字　　数　151 千字
印　　张　7
版　　次　2025 年 3 月第 1 版
印　　次　2025 年 3 月第 1 次印刷
印　　刷　北京盛通印刷股份有限公司
书　　号　ISBN 978-7-5236-1224-8 / R · 3413
定　　价　45.00 元

作者简介

刘绍华，女，硕士研究生，法国执业中医师。1949年12月出生于广东省潮州市，1974—1977年本科就读于福建医科大学中医系，1979—1982年硕士研究生就读于安徽中医学院（现安徽中医药大学），1982—1987年任教于福建中医学院（现福建中医药大学），讲授中医各家学说。后前往法国创建中医诊所，工作至今。

内容提要

作者在参考众多名医大家临床经验的基础上，根据中医辨证论治原理，结合临床辨证分型、遣方用药、针灸取穴的实践经验，编写了这部中医妇科实用手册。作者从月经病、妊娠病、产后病、围绝经期诸症、妇科杂病五大类中选取了中医疗效突出的常见妇科疾病，再根据临床实际细致划分为400多个病证。书中所述的每个病证均按照概述、辨证论治、临床体会的顺序展开介绍，并以表格形式着重介绍了辨证治疗的具体方法，以便读者查阅参考。本书内容实用，重点突出，语言精练，深入浅出，适合临床一线中医师及广大基层中医工作者阅读参考。

前　言

1968 年，响应城市知识青年上山下乡运动，我来到福建省漳州市长泰县（今长泰区），认识了生产队小诊所里的老中医。那时，我对中医药的兴趣十分浓厚，老中医许是觉得与我投缘，便常带着我外出采药。那几年，我着实认识了不少草药，也学习了很多药物的炮制方法。1974 年，我被选拔为“工农兵大学生”，进入福建医科大学中医系，开始系统学习中医。毕业后被分配到福建省永安矿务局医院，成为一名外科医生。在矿务局医院工作期间，我一直没放下中医的学习，1 年后顺利考上了安徽中医学院（现安徽中医药大学）的硕士研究生，为此结束了外科医生的工作，前往学校继续深造。经过 3 年的研究生学习，毕业后被分配到福建中医学院（现福建中医药大学）任教，讲授中医各家学说。任教 5 年后，出于某些原因，前往法国，创办了个人中医诊所，成为海外中医，直至今日。

在法国从事中医，是一件十分有挑战的事情。因为依据法国的相关规定，中医师不能开西药，所以中医师必须施行真正的“纯中医”来治病。例如，中医诊所来了一位发热的患者，绝不能先开西药降温，再服中药调理。除此之外，法国的医疗保险以高覆盖率和高报销率著称，这意味着法国民众可以免费治疗大多数疾病。在这样的背景下，只有显著疗效，才能吸引法国民众自愿支付费用，求治中医。

在法国，严禁医药机构以任何形式做广告，无论是医院、诊所，还是药厂，都不能公开宣传治疗效果。如今，我的门诊预约排期已延至2个月之后，得益于病患之间的口口相传。

笔者行医日久，总结了不少经验。基于个人的临床实践，我对各种妇科疾病进行了归纳，将辨证点聚焦于某一个症状或某一组症状上，再据此遣方用药。

本书为笔者在中医妇科领域临床辨证及用药经验的汇总，本着“浅述理论、深研实践”的初衷编撰，以表格形式排录，希望能够对各位同道的妇科实践有所裨益。

刘绍华

目 录

第1章　月经病

一、崩漏

【概述】

崩漏是指月经的周期、经期、经量发生严重失常的病证，可发生在月经初潮后至绝经的任何年龄，其发病急骤，暴下如注，大量出血者为“崩”；病势缓，出血量少，淋漓不绝者为“漏”。这两种情况可分别出现，也可交替出现，常缠绵难愈。

崩漏不包括生殖器肿瘤、炎症或全身性疾病（如再生障碍性贫血）等引起的阴道出血，相当于无排卵性功能性子宫出血。根据患者年龄段，以及其生理与病理的情况与治疗目的的不同，可将功能性子宫出血分成青春期崩漏、更年期崩漏两类分别进行辨证与治疗，以期符合中医临床的实际需要。

【辨证论治】

证型	主症	全身症状	方药	针灸
脾虚下陷	流产或多产之人气血亏虚，子宫收缩无力，经量过多，经期延长，淋漓不尽，经血色淡红、质稀，常伴有血块，进一步造成气虚	不耐劳累，活动则疲劳加重，面色萎黄，头晕，心悸气短，食欲差，小腹重坠，大便溏，白带清稀量多，舌质淡胖嫩，边有齿痕，脉细弱	固冲汤（《医学衷中参西录》）。若出血量过多，加五倍子（末）15g冲服；有血块或疼痛者，加失笑散；巩固可用归脾汤加减	气海、足三里、三阴交，用补法；悬灸隐白

（续　表）

证　型	主　症	全身症状	方　药	针　灸
肾气虚	青春期少女，月经初潮，肾气不足，激素水平不稳。初潮之后，经期和经量尚不规则，出血量或多或少，多则崩下如注；或淋漓难净，少则点滴而下，血色淡或暗红有血块，量多质稀薄，常无排卵子宫出血	面色苍白无光泽，神疲乏力不耐劳，腰膝无力，小腹重着下坠，畏寒喜暖，小便频数，白带清稀，苔白薄，脉沉弱	固冲汤加女贞子 10g，墨旱莲、杜仲、桑寄生各 15g	断红穴，手背第 2、3 掌骨之间，指端下 1 寸处。先针后灸，取神阙、隐白穴针刺，留针 20min；艾灸隐白、大敦（双侧）20min
阳虚瘀阻	阴道不规则流血，时多时少，多则暴下不止，少则淋漓日久难净。血色淡暗，质稀薄，甚如黑豆水，夹有血块	面色晦暗，黄褐斑，精神萎靡，畏寒肢冷，纳差口淡，便溏，尿频，小腹冷痛，重着下坠。性欲低下，白带绵绵，舌胖淡有齿痕，苔白滑，脉沉细无力	大补元煎	
肝肾精亏	经血如注，淋漓不尽，经色淡红，少腹空痛，喜按	形体瘦削，面色无华，腰痛如折，膝软无力，头晕目眩，肌肤干燥，眼睛干涩畏光，耳轮干瘪，唇淡无泽，舌淡瘦，脉沉细无力或浮大无力	止血用固冲汤，巩固用左归饮去牛膝，加二至丸	

（续 表）

证 型	主 症	全身症状	方 药	针 灸
阳盛实热	月经先期，非时而下，暴注如迫，或淋漓日久，或经期规律，经量过多，血色鲜红或紫红而亮，质黏稠	面赤身热，口渴喜饮冷，大便干结，小便色黄而灼热。经前时有黄带或阴部瘙痒灼热，经期因经血刺激，时有外阴不适。舌质红苔黄，脉滑数有力	出血期用三地汤，生地黄 15g，生地榆 30g，地骨皮、白芍、黄柏、黄芩、栀子、川续断、杜仲、五灵脂、蒲黄各 10g，大蓟、小蓟各 20g；巩固用增液汤、两地汤	
阴虚血热	经血非时而下，量多势急，或量少但淋漓不断，血色深红，质稠，夹紫黑血块，流出阴道有灼热感	面赤烘热，手足心热，胸烦热，潮热盗汗，失眠多梦，咽干，舌红舌尖尤甚，苔剥或有裂纹，脉弦滑细数有力	出血期用清热固经汤（《简明中医妇科学》）；巩固用滋水清肝饮加减	
肝郁血热	经期紊乱，或先停经数月，或月经推后数日，继而经血暴下如注，或时漏时止。经量或多或少，难有净日，经色乌红，质稠，有血块	性情烦躁易怒，嗳气呃逆，善叹息，失眠。胸胁胀满或四肢发胀。乳房、少腹胀痛，口干口苦，舌红苔薄黄腻，脉弦滑数有力	止血用丹芩逍遥散，牡丹皮、栀子各 12g，柴胡、薄荷各 6g，白术、白芍、生地黄、黄芩各 10g，茯苓、茜草、马鞭草各 15g，乌贼骨 20g；巩固用滋水清肝饮加桑寄生、制首乌	

（续　表）

证　型	主　症	全身症状	方　药	针　灸
湿热瘀滞	经期紊乱，经量忽多忽少，淋漓难尽，血色紫暗，气味秽臭，经血黏稠夹血块，或夹黏液	带下黄臭，质多黏稠，阴部灼热疼痛瘙痒，小腹疼痛拒按，周身低热烦闷，口渴喜饮，大便溏而黏腻，小便黄，口苦涩，不喜饮水。舌红苔黄腻，脉滑数有力	止血用红藤败酱散合加味失笑散，败酱散15～30g，黑当归、黑白芍、大蓟、小蓟各15g，茯苓、黄柏、苍术、木香、碧玉散、五灵脂各10g，薏苡仁30g，红藤20g，蒲黄6g	
寒凝血瘀	月经后期，经行腹痛，经血量少。受寒或劳累后经来量多，色紫红，间夹血块，少腹疼痛不移，喜热拒按	面色晦暗，形寒怕冷，四肢厥冷，喜进食温热食物，进食生冷或受寒则脘腹拘急疼痛，大便溏泻。舌淡胖色暗有瘀斑，苔薄白，脉沉弦涩	出血用胶艾四物汤加味；善后用当归四逆汤合吴茱萸生姜汤加减；化瘀止崩汤（罗元恺），五灵脂、荆芥炭各10g，生蒲黄5g，川续断15g，贯众、党参各20g，益母草30g，鸡血藤30g，桃仁12g	

（续　表）

证　型	主　症	全身症状	方　药	针　灸
血瘀有热	经乱无期，阵发性出血，初期血出不畅，或月经先停闭，续则经血暴崩而夹大血块，经色紫红质黏稠，小腹刺痛胀痛明显，按压后疼痛不变，瘀块排出则疼痛减轻，量多少不定，淋漓不尽，日久不止	舌紫暗，舌尖边有瘀点，苔色黄白微腻，脉沉涩弦	止血用加味失笑散合四草汤；巩固用归芍地黄丸加减	

附：功能失调性子宫出血

功能失调性子宫出血，简称功血，系指由于中枢神经系统即下丘脑－垂体－卵巢轴的神经内分泌调节机制失常，引起的子宫异常出血，不存在全身和内外生殖器官的器质性病变，为临床常见病和多发病。其可发生在青春期与发育成熟女性的任何年龄，按其发病机制可分为无排卵型和排卵型两类。无排卵型功血常见于青春期与近绝经期或绝经期女性，青春期初潮少女常为肾精、肾气发育未充，更年期则因肾精、肾气衰退所致，其发病率约占功血的70%。排卵型功血常见于分娩流产后，或月经期间，卵巢功能处于恢复阶段，表现为黄体发育或萎缩不全，其次月经期间外感炎症、精神压力、饮食不当、生活不规律等，导致妇女内分泌失调或女性生殖器炎症、子宫内膜过度增生、子宫收缩无力等，进而出血，其发病率约占功血的30%。属中医学崩漏范畴，或称室女崩漏，又属月经过多、经期延长、月经先期、经间期出血的范畴。处于生育期的女性也可因多囊卵巢综合征、肥胖、高泌乳素血症、甲状腺疾病等引起功血。

青春期功血多见于13—18岁少女，常表现为月经周期紊乱，呈不规则出血或短时期停经后出血，出血量时多时少，也有周期尚准，但经量增多和经期延长。倘若出血多或出血时间长且反反复复，必然引起贫血。此型功血，其中无排卵和黄体形成者占55%～75%。

【辨证论治】

证型	主症	全身症状	方药	
			出血期	止血后
肾气虚	青春期少女，初潮后经来不规律，常数月一行，经行量多色红如崩，或量少血色淡而质稀，淋漓难净	面色皖白，头晕心慌，气短乏力，经来卧床不起，腰膝软而无力，小腹空坠，小便频数，白带清稀，舌淡红苔白滑，脉细数弱	补肾益脾，固冲止血法，用益气止血汤，党参50g，白术5g，煅牡蛎（先煎）、黄芪各20g，菟丝子、鹿角胶（烊化）、杜仲各15g，小蓟45g，棕榈炭25g。夹热者加地榆30g，黄芩10g；夹瘀者加三七粉5g，茜草10g	补肾阳，滋肾阴，用六味地黄丸加菟丝子30g，黄芪20g，枸杞子15g，肉桂、紫河车各10g。小腹痛加延胡索、香附各10g；酸痛者加杜仲、桑寄生各10g；口干喜饮者加天花粉10g；食欲不振，腹胀者加焦神曲、焦麦芽、焦山楂各10g，砂仁6g

（续　表）

证　型	主　症	全身症状	方　药	
			出血期	止血后
血热	青春期少女，初潮后阴道骤然出血，量多而不规律，经色鲜红或深红，质黏稠或夹有血块	面赤气粗，心烦口渴喜饮，畏热，手足心热，烦躁易怒，便秘溲赤，舌红少苔，苔黄而干，脉滑数有力	清热九炭饮，生地黄炭20g，地榆炭、莲黄炭、侧柏炭、血榆炭、黄芩炭、棕榈炭各15g，芥穗炭10g，炒当归12g，益母草20～30g；或荆芩四物汤加二地汤	加减一阴煎（罗元恺），或养阴固冲方（刘绍华），山茱萸、枸杞、女贞子、肉苁蓉、山药、炒白术、白芍各15g，香附10g
血瘀	青春期少女，初潮后血出不畅，经色紫红，质黏稠，小腹刺痛	面色晦暗，舌淡色暗，有瘀斑，脉弦涩	桃仁益母汤（罗元恺），桃仁、益母草、炒五灵脂、蒲黄、山楂、郁金、丹参、血余炭、茜根、乌贼骨、三七	丹栀逍遥散（栀子改用黑栀炭）
肝郁肾虚	青春期少女，初潮后出现阴道出血不规律，经量多淋漓不止，色红或紫，有血块，情绪波动，烦躁多梦，失眠下腹坠胀，乳房胀痛，神疲，起身头晕眼黑	舌暗红有裂纹，苔白黄相兼，脉弦	丹栀逍遥散加仙鹤草、益母草各15g，墨旱莲、生牡蛎各30g，蒲黄炭10g	调经固经汤（刘绍华），鸡血藤、桑寄生各30g，续断、乌贼骨各12g，生龙骨、生牡蛎、黄芪、炒白术、生地黄各20g，柴胡6g，益母草、枳壳各15g，白芍、牛膝、香附各10g

（续　表）

证　型	主　症	全身症状	方　药	
			出血期	止血后
阳虚寒凝	崩漏日久，量多，或淋漓不止，色淡红，质稀或有血块	头昏腰酸，形寒肢冷，面色皖白，纳欠神疲，心悸心慌，气短乏力，小便频，大便溏，舌淡红，苔白腻，根部略厚，脉细弱	参芪胶艾汤加杜仲、桑寄生、鹿角胶、补骨脂、黄芪、熟地黄、益母草、荆芥炭、三七	暖肝煎，或温经汤，或胶艾汤
脾虚湿浊	崩漏较久，出血量多，色淡红，有血块，或夹有黏腻如白带状物	头昏心悸，面色无华，神疲乏力，脘腹痞胀，纳差、便溏，舌淡苔白腻，脉细弱	归脾汤加川续断、桑寄生、补骨脂、炒蒲黄、大蓟、小蓟、荆芥	
肾阳虚	更年期妇女，经乱无期，出血量多或淋漓不断，色淡质稀，或如黑豆汁，或夹瘀血片，动则大下，卧则势减	面目虚浮，生黄褐斑，脐腹冷痛，喜暖喜按，四肢湿冷，下腰疼痛欲折。夜尿多。舌淡胖嫩而润，边有齿痕，苔薄白，脉沉细且迟	胶艾四物汤加桑螵蛸、赤石脂各10g，炮姜炭6g	通脉大生片（《中医妇科治疗学》），杜仲、续断、菟丝子、桑寄生、艾叶、砂仁、茯苓、山药、鹿角霜、何首乌、台乌药、当归、肉苁蓉、车前子、枸杞子、紫河车、荔枝核

（续　表）

证　型	主　症	全身症状	方　药	
			出血期	止血后
阴虚血热	更年期，经来先期或先后无定期，或出血量多势猛，多日不止，或淋漓不断，血色鲜红或紫，质黏稠，阴中灼热疼痛	阵发性颜面潮红，烘热汗出，一日数次，尤以黄昏或夜间发作为多，头晕耳鸣，失眠，形体偏瘦，五心烦热，咽干口燥，腰脊酸痛，舌红，苔少乏津，脉细数	四草汤加炙龟甲、大蓟、小蓟、川续断、生地黄；大出血者加龙齿、牡蛎、钩藤、五味子	知柏地黄丸加桑寄生、杜仲炭、生龙骨、生牡蛎各20g，生龟甲30g，石莲子10g，川续断15g
阴虚血热夹瘀	更年期，阵发性出血，量多色鲜红，有大血块排出	烘热盗汗，白天夜寐均作，烦躁失眠头晕，颈部拘急，舌边尖红，舌下静脉充盈，苔少脉细数	四草汤加失笑散、炙龟甲、大蓟、小蓟、川续断、生地黄、黑当归、赤芍、香附、花蕊石、血竭；大出血者加龙齿、牡蛎、钩藤、五味子、合欢皮、莲子心	益肾固经汤（刘绍华），桑寄生、山药、生龙骨、生牡蛎、生地黄各20g，川续断15g，杜仲炭、菟丝子、阿胶、艾叶炭、生龟甲、石莲子各10g
气虚	绝经数月，忽来经血，量多如注，淋漓不断，小腹重着下坠	神疲乏力，动则气短心悸，面色萎黄，腰酸膝软，进食生冷则腹胀便溏	当归补血汤加海螵蛸、党参各20g，茜草、地榆炭、赤石脂、补骨脂、升麻各10g，女贞子、墨旱莲各15g	早服归脾丸，晚服地黄丸

（续　表）

证　型	主　症	全身症状	方　药	
			出血期	止血后
心肝郁火	崩漏量多，色红，有血块，或淋漓不已，色紫红，有小血块	头昏头痛，胸闷烦躁，失眠心悸，胸胁胀闷，时欲叹气，纳欠腹胀，口干口苦，尿黄便秘，舌红苔黄腻，脉弦细	丹栀逍遥散合加味失笑散，加钩藤12g，莲子心5g，龙齿、合欢皮各10g，太子参15g，陈皮、木香各6g	
脾肾虚损	崩漏日久量多，色淡红，有血块，或淋漓久已，色淡红无血块，或有紫血块	头昏心悸，面色无华，神疲乏力，纳欠，腹胀，便溏，或面浮足肿，气短易汗，脉细弱，舌质淡红，苔白腻	急用参附汤加黑姜炭，或归脾汤加荆芥、白芍、柴胡、钩藤、合欢皮、酸枣仁、龙齿、牡丹皮	厥脱控制：举元煎加鹿角霜、阿胶、艾叶； 补肾固本：右归丸去当归、肉桂，加何首乌、党参
上热下寒	崩漏量多色红有血块，或淋漓不已，色紫红，有小血块	头晕痛，烦热口渴，腰酸小腹有冷感，大便溏，尿频，脉细弦，舌质偏红或紫瘀，苔黄根白偏腻	固经汤合加味失笑散，加川续断12g，白术10g，炮姜3g；或震灵丹	

【临床体会】

中医学将功血的病因归为虚、热、瘀三者。虚是由于气血虚弱，脾虚而致子宫收缩无力不能快速止血，称为脾虚不固；或因血热或阴虚生内热，导致血流加速而出血过多；也有因长期崩漏出血，导致气血阴阳俱虚。虚则推动血液循环无力，血流缓慢或离经之血无法尽快排出体内，两者都能积为瘀血。瘀血也能导致子宫收缩功能不全，从而导致出血不止。因此，虚、热、瘀三者互为因果，气血同病，多脏受累，虚实错杂，造成崩漏缠绵难愈的结果。

崩漏主症为出血，辨证要点就是根据出血的量、色、质的变化，从而辨别证候的虚、实、寒、热。崩漏虚证多而实证少，热证多而寒证少，即使是火，亦是虚火，非实火。崩是出血过多，漏是出血淋漓不尽，两者常相兼为病，但症状与病变亦不相同，久崩多虚，久漏多瘀。

中医学沿用“塞流，澄源，复旧”的法则。

塞流即止血，为治疗崩漏第一要义。出血期应尽快止血，防止过度出血。但具休止血方法还要注意崩与漏的不同，治崩宜固摄升提，不宜辛温行血，以免失血过多导致阴竭阳脱；治漏宜养血行气，不可偏于固涩，以免血止成瘀。塞流之药可酌用十灰散、云南白药、紫地宁血散等。暴崩之际，急止血防脱，一般多采用补气摄血或回阳救逆之法，也有滋阴固气止血法，严重者需输血急救。出血缓减后，按肾虚、脾虚、血热、血瘀等不同证候，进行辨证施治。血止后，根据不同年龄采取不同的治疗方法。

澄源，即澄清本源。当阴道出血量减少或停止后，便针对不同情况分别选用相应的治法方药进行调治，是治疗崩漏的重要阶段。

复旧，即调理善后。崩漏是以月经周期紊乱、经量紊乱、经期紊乱为特点，因此，血止后恢复正常的月经量是治疗崩漏的关键。青春期崩漏患者止血后，因其卵巢发育尚未完善，应补益肾气，促进卵巢功能，以调整月经周期为主，重点补肾以调整与恢复月经周期。育龄期患者有月经、妊娠、分娩、哺乳等生理过程，又有养育子女、工作、家庭生活等种种压力，常处于身体疲倦，精神压力大的状态，止血后应疏肝补肾，以调整月经周期，并促进排卵，恢复黄体功能。更年期女性则在于快速止血，尤应重视诊刮宫内膜病理检查，排除子宫内膜癌，治疗重在温脾肾。如果出血反复不止，也可协助患者提前顺利进入绝经期。

功血的西医治疗原则是出血期止血并纠正贫血，血止后应用激素调整周期预防子宫内膜增生和功血复发，有生育要求者促排卵治疗。西医止血方法包括孕激素子宫内膜脱落法、大剂量雌激素内膜修复法、短效口服避孕药或高效合成孕激素内膜萎缩法和诊断性刮宫。调整周期的方法主要是后半周期孕激素治疗。

二、周期异常

（一）经间期出血

【概述】

月经周期基本正常，在两次月经之间即排卵期时，出现周期性出血，出血可持续 2～7 天，血量少于正常月经量，呈周期性发作，称为“经间期出血”。

【辨证论治】

证　型		主　症	全身症状	方　药
虚证	阴虚阳亢，虚火内动	常见基础体温偏低，经来出血期长，经间期阴道点滴出血量少，色红无块，无腹痛	与一般临床阴虚不同，心烦热难寐，腰酸耳鸣，咽干饮不多，尿黄便结，舌红苔少，脉弦细数	两地汤合二至丸加藕节、益母草、首乌藤。阴虚夹湿加薏苡仁、萆薢；如体温不上升而不排卵，且有点滴出血，加用当归、川芎、红花。平时调养可用加减一阴煎去知母，加女贞子、山药、玄参、枸杞子
	肾阳虚	排卵后基础体温上升较慢，属黄体功能不足，量少色淡红	头晕乏力，尿频便溏，舌淡红，苔薄白腻，脉濡细	健固汤加鹿角霜。若排卵后基础体温上升较慢，属黄体不足，加桑寄生、川续断、杜仲、木蝴蝶、菟丝子；出血期加黑栀子、牡丹皮
	脾气虚	量少色淡质稀	神疲气短懒言，食则腹胀，生冷尤甚，舌淡苔薄白，脉缓弱	归脾汤去当归，加茜草根、乌贼骨，重用炙升麻。常用黄芪、太子参，少用补气辛温之药
实证	肝经郁热	量稍多，色暗红，有小血块	乳房、小腹胀痛，心烦易怒，口苦便秘尿黄，舌深红苔薄黄，脉弦数	宣郁通经汤合丹栀逍遥散、失笑散

（续　表）

证　型		主　症	全身症状	方　药
实证	湿热下注	经间期出血同时伴腹痛，常见慢性盆腔炎、阴道炎，血量多少不定，色暗红质黏稠夹血丝，小腹胀痛，阴部灼热。平时带下量多，色黄异味重，夹有少量出血	头身重着，大便不爽而黏腻，心烦，口中黏腻，舌红苔黄腻，脉滑数有力	清肝止淋汤（夏桂成）或清肝利湿汤（刘奉五），必用车前草、瞿麦、萹蓄、败酱草，加减使用大蓟、小蓟、地榆炭、益母草、牛膝
	气滞血瘀	多见于原有慢性盆腔炎、附件炎者，出血量多少不定，色紫黑夹瘀块，小腹疼痛拒按	体内原有瘀血者，情志抑郁，胸闷烦躁，舌暗有瘀点，脉弦涩有力	逐瘀止血汤，当归、赤芍、红藤、马鞭草、大蓟、小蓟、败酱草、薏苡仁、生山楂、延胡索、海藻、茯苓、牛膝

【临床体会】

经间期出血，西医学认为是排卵时卵泡破裂，体内雌激素水平下降所致。临床上在中医辨证的同时，配合基础体温的测定，从而制定治疗方案，常有良效。若出血期较长，基础体温偏低，中医辨证属阴虚者，适当加补阳药，促使体内阴阳转化；若基础体温呈单相，未见排卵，可加用活血化瘀药以促进排卵。阳虚者，排卵后基础体温上升较慢，属黄体功能不足，应加桑寄生、杜仲、益母草、川牛膝，以补肾活血。湿热、血瘀者，经间期出血同时伴腹痛，常见于慢性盆腔炎、阴道炎患者，根据不同辨证，分别选用清肝利湿汤或逐瘀止血汤，用以清除湿毒炎症或疏通瘀血、粘连。

临床发现，经中出血患者中，阴虚火旺者占比例相当高，养阴清热为治疗本病大法，若除经间期出血外，无其他症状者，亦可按肾阴虚论治。有报道两地汤加二至丸治疗 30 例经间期出血，有效率达 86.67%。部分患者常见少腹痛冷，白带量多等症，但未必是寒证，常因湿热阻滞，内伤血络所致，可用清热利湿，行气活血，通因通用的经验方，如清肝利湿汤加减。

经间期出血，虽常用活血药，如牛膝、益母草、赤芍、五灵脂等祛瘀化滞，但用量不宜过大，荆芥穗可清血中伏热，常可加入使用。重视服药周期，一般在月经周期的第 7 天开始服药较合适，每月连服 7～10 天。治疗期间禁食辛热香燥动阳助火之品，如肉桂等，同时禁房事。

（二）经断复行

【概述】

经断复行，指老年女性自然绝经 1 年以上，又见阴道流血者，又称年老经水复来，相当于西医学的绝经后出血。若由生殖道恶性病变引起者，预后不良，故应给予足够的重视。

【辨证论治】

证　型		主　症	全身症状	方　药
实证	肝郁化火	停经数月，经血忽来，量较多，色紫红或紫黑，质浓稠夹血块	心烦易怒，乳房胀痛，失眠多梦，口苦，舌红苔黄腻，脉弦数有力	丹栀逍遥散加减

（续 表）

证型		主症	全身症状	方药
实证	血热	年逾49岁，绝经1年以上，月经复至，甚至1个月行经2次，经量时多时少，色鲜红，质稠	两颊潮红，咽干口苦，带下量多，色黄，有臭味，小便短赤，大便秘结，舌红苔薄黄，脉弦滑	益阴煎（《医宗金鉴》）加生牡蛎、茜根、地榆。带下量多者加车前子、土茯苓、薏苡仁；出血量多，兼气味腐臭者，加白花蛇舌草、重楼、半枝莲
	血瘀	绝经1年以上，经水复来，血色紫暗有块，量多少不一，小腹疼痛拒按，或胞中有癥块	舌紫暗，脉弦涩或涩而有力	少腹逐瘀汤（《医林改错》）
	湿毒瘀结	绝经后又见阴道出血，色红或紫红而污浊，甚至五色杂见，奇臭难闻，小腹疼痛	低热起伏，口苦咽干，小便短赤，大便黏腻，外阴及阴道瘙痒，舌暗有瘀斑，苔黄白腻，脉弦滑有力	排除肿瘤后可用萆薢渗湿汤合桂枝茯苓丸加减。带下恶臭者加败酱草、白花蛇舌草；下腹包块，疼痛拒按者加三棱、莪术
	湿热下注	绝经后又见阴道出血，色紫红，量多，带下黄而臭，外阴及阴道瘙痒	全身重着，大便不爽，咽干口苦而黏腻，脉弦滑细数	易黄汤（《傅青主女科》）加黄芩、茯苓、泽泻、侧柏叶、大蓟、小蓟、栀子、车前子
虚证	肝肾阴虚	绝经2年以上，性交后常见经血忽来，量多少不定，色鲜红，质稠，阴中干涩疼痛，外阴瘙痒	烘热失眠，眩晕心烦耳鸣，手足心热，唇红口干，舌质嫩红，脉细数	清血养阴汤，出血期间加生龟甲、生龙骨、阿胶；外阴瘙痒者加白蒺藜、荆芥、何首乌

（续　表）

证型		主症	全身症状	方药
虚证	肝郁脾虚	年逾 49 岁，绝经 1 年以上，又见经水复来，经量少，色淡红质清稀，小腹空坠	面色苍白，神疲气短懒言，纳差腹胀而便溏，胸闷胁拘急疼痛，足胫浮肿，舌质淡胖，脉濡细无力	安老汤（《傅青主女科》），心悸失眠者加首乌藤、酸枣仁；心烦易怒者加牡丹皮、栀子
	肾阳虚	年逾 49 岁，经绝 1 年以上，又见经血复潮，量或多或少，血色淡暗而质清稀	腰脊酸痛或腿软足弱，夜尿频多，舌淡嫩，苔白，脉沉细无力或尺弱尤甚	龟鹿补冲汤（《中医妇科治疗学》）

【临床体会】

经断复行相当于西医学的绝经后出血，应首先排除生殖系统恶性肿瘤，务必进行相关检查，如 TCT、诊断性刮宫、宫腔镜、阴道镜检查、宫颈活组织等子宫内膜病理检查，或进行卵巢、垂体有关的内分泌检查，辨明是真的经断复来还是隐藏其他病变，若检查未发现异常仍要定期动态进行追踪观察，防止发生癌变。

临床辨证要了解出血的量、色、质，结合全身症状及体质、舌、脉进行综合分析。补肾扶脾，养血清热是治疗老年经断复行的主要方法，可在出血期加用相应止血药。该疾病属虚者为多，即使是热证，也多属虚热；属实、属寒者少见。辨证的关键在于查看出血的颜色深浅与血质稀稠，同时结合全身兼症综合分析，才不致有误。

（三）经行先后无定期

【概述】

月经不按周期来潮，或先或后超过7天，连续出现3个周期以上者。本病如日久不愈，易患不孕症，或发展为“失调性子宫出血”。本病可见于女性各年龄阶段，以青春期少女多见，更年期女性见月经先后无定期，常提示即将进入绝经阶段。经治疗一般预后良好，除更年期女性外，多数可恢复正常月经周期，亦有少数患者发展为崩漏，则治疗有一定难度。本病相当于西医学功能失调性子宫出血病。

【辨证论治】

证型	主症	全身症状	方药
肝郁	经量多少不定，色暗红，质稠有血块	经行不畅，小腹、乳房胀痛，精神郁闷，口苦咽干，嗳气，便结，舌红，苔薄黄，脉弦数	逍遥散。若经来腹痛者，酌加香附、延胡索；夹有血块者，酌加泽兰、益母草；有热者，加牡丹皮、栀子、黄芩；脘闷纳呆者，酌加枳壳、厚朴、陈皮；兼肾虚者，酌加菟丝子、熟地黄、续断
脾虚	经量多，色淡质稀，小腹下坠重着	神倦气短懒言，进食生冷腹胀满，嗳气频，便溏，舌淡胖苔白，脉缓弱无力	归脾汤。若食少腹胀者，酌加麦芽、砂仁、陈皮；月经量多者，去生姜、当归，酌加乌贼骨、棕榈炭
月经初潮 肝郁肾虚	经行先后不定，量增多，色红有血块，经行不畅	经前小腹、乳房及两胁胀痛，胸闷喜叹息，嗳气多，舌红苔薄白，脉沉弦	定经汤（《傅青主女科》）

（续　表）

证　型		主　症	全身症状	方　药
更年期早期	肾阳虚	经量少，色暗淡质清稀，经来断续	眼眶暗黑，下腰酸痛如折，晨起关节僵硬，形寒怕冷，舌淡胖苔滑润，脉沉弱	固阴煎加减。若腰骶酸痛者，酌加杜仲、巴戟天；带下量多者，酌加鹿角霜、沙苑子、金樱子
	肾阴虚	经来断续，淋漓不止，色暗淡质稠	头晕耳鸣，心烦失眠，腰酸痛，半夜燥热汗出，咽干口燥，舌红苔少，脉细数	补阴益肾汤

【临床体会】

月经先后无定期的治疗，要重视不同年龄阶段的特点，选择不同的治疗方法。

月经初潮与绝经前期，两者经乱多因肾气亏虚，初潮因肾气发育未充，正常月经周期尚未建立。而绝经前期因肾气逐渐衰弱，月经失去正常周期。两者在治疗上都以益肾调经为主，使月经转乱为常。常选益肾调肝汤、补阴益肾汤等，亦可选用六味地黄丸、金匮肾气丸、左归丸、右归丸等，加减菟丝子、熟地黄、何首乌、女贞子、巴戟天、续断等灵活运用。

青中年女性，多因精神紧张焦虑等情志因素导致肝气郁结，肝脾不调，以及月经过多，或产后或流产等导致肾虚、气血虚，肝郁脾虚、肝郁肾虚是造成经乱的主要原因。调气而血和对本病的转归具有典型的两极性，有的可演变成崩漏，有的则转化为经闭。治疗上应以疏肝健脾为主，使气顺血和，月经复常。常选用丹栀逍遥散、归脾汤、定经汤加减，根据情况加入合欢皮、橘核、香附、槟榔、青皮、陈皮等药。

该病若不及时治疗易发展成经闭或崩漏。变为经闭者，根据情况分别选用补肾通经、健脾通经、疏肝通经等法，但在各方中加入温肾助阳药，特别肉桂一味，更为必用，能鼓动阳气以动血。变崩漏者，在辨证治疗的基本方中加入重剂的龙骨、牡蛎收敛，此为治崩漏的“看家之药”。

（四）经来骤止

【概述】

行经期间，大多在月经期的第1～2天，由于某种原因而致月经突然停止，叫作“经来骤止”，与经闭不同，经闭是月经到期不行，甚至数月、经年不行。行经期间，经水忽来忽断，断而又来；或产后恶露骤停者，都不属本症的讨论范围。

【辨证论治】

证　型	主　症	全身症状	方　药
热入血室	行经期间，感染病毒或细菌，高热，致经血突然停止，小腹、胸胁下硬满，腹中疼痛	发热恶寒，或寒热往来，口苦咽干，舌质偏红，脉弦数有力	小柴胡汤
寒邪凝滞	行经期间过食生冷或冰凉食物，或冒风雨涉冷水，导致月经突然停止，小腹绞痛，冷痛拒按，得温则痛减	面色苍白，唇青，四肢冷背寒，舌质白润，脉沉紧有力	温经汤
瘀血阻滞	经期突遭打劫、车祸、摔倒等受伤，导致月经骤停，小腹部胀痛或刺痛剧烈，常牵引到腰背部	全身拘急，按之痛甚，局部受伤处活动障碍，面色暗滞，舌质紫暗，脉涩有力	少腹逐瘀汤加减

（续 表）

证 型	主 症	全身症状	方 药
肝气郁结	经行之时突遇生活重大变故，精神遭受打击或惊吓，致月经骤停	胸胁乳房及少腹胀痛，嗳气呃逆频作，颈背拘急，纳食不下或暴饮暴食，舌苔薄黄，脉细数有力	天台乌药散加解郁通经汤

【临床体会】

经来骤止一症临床以实证较多，20 世纪我国中医“妇科八大家”之一王渭川认为，在月经正行，或刚行之际，遇到高热可发生停经，古人称为热入血室。但是人下冷水，也能临时停经，可称为寒入血室，也有遇到非常恐怖之事，也会停经。

（五）经行先期

【概述】

月经周期提前 7 天以上，甚至 1 个月 2 次者，若每次仅提前 3～5 天，或偶尔 1 次，下次仍按期而至，不作先期论。

【辨证论治】

证 型		主 症	全身症状	方 药
实证	阳盛血热	月经提前，经量多，色鲜红，质黏稠，经行时阴部有热感	面唇红赤，口渴喜饮，心烦易怒，大便秘，小尿短赤，舌红苔黄，脉滑数有力	清经散加减（《傅青主女科》），牡丹皮、地骨皮、生白芍、青蒿、茯苓各 10g，生地黄 12g，黄柏 6g。经量过多者，去茯苓，加炒地榆、槐花、仙鹤草；经来有块，小腹痛，不喜按者，加茜草、益母草；清化饮（《景岳全书》），用于清经汤症兼热盛伤阴，或经量过多加地榆、大蓟、小蓟、女贞子、墨旱莲，以清热养阴止血；芩连四物汤

（续　表）

证　型		主　症	全身症状	方　药
实证	肝郁血热	月经提早，经量多，色红而深，质稠有血块，经行不畅	经前烦躁易怒，偏头痛、胸胁、乳房胀痛、小腹胀痛，口苦咽干，舌红苔薄黄，脉弦滑数	丹栀逍遥散加减，牡丹皮、白术、墨旱莲各10g，生山栀、当归、柴胡、郁金各9g，白芍12g，炙甘草3g，生地黄15g；丹栀逍遥散去当归，加黄芩、生地黄、鸡血藤；经行不畅，夹血块者，加泽兰、益母草；两胁或乳房、少腹胀痛者，加香附、乌药、川楝子、延胡索；清肝达郁汤（《医醇賸义》）
	气滞血瘀	经期提前，经量先多后少，淋漓难净，色紫暗，有大血块，经前、经期小腹胀痛拒按，常可触及如梨状肿物，血块排出后疼痛减轻	面部多黄褐斑，胸闷胁胀痛，烦躁，口渴不欲饮，舌质暗紫有瘀斑，苔薄腻，脉弦涩	血府逐瘀汤。小腹胀甚于痛者，用通瘀煎（《景岳全书》），小腹痛甚于胀者加香附、乌药、三棱、莪术等；血瘀偏寒者，加味牛膝逐瘀散
虚证	阴虚内热	经期提前，经量少，甚至点滴，色鲜红，质黏稠	两颧潮红，手足心热，咽干口燥饮不多，心烦失眠，盗汗，舌绛红，少苔或无苔，脉细数	两地汤加减，生地黄30g，地骨皮、白薇各10g，生白芍、太子参各12g，当归、牡丹皮、黄芩、麦冬、知母、阿胶（烊冲）各9g；先用二地汤加墨旱莲、黄芩、椿根白皮、地骨皮饮；再用归芍地黄汤、二至汤、增液汤善后

（续 表）

证 型		主 症	全身症状	方 药
虚证	脾气虚弱	经期提前，经量或多或少，经色淡红，质清稀，经来小腹常有下坠感	面色萎黄或苍白，神疲乏力，倦怠嗜卧，气短懒言，心悸时作，动则尤甚。进食少，胸闷腹胀，大便溏不成形，舌质淡，胖大有齿印，苔薄白润，脉虚弱无力	补中益气汤用于月经先期，并纳少便溏者；归脾汤用于月经先期，并怔忡心悸，失眠多梦，健忘者；若兼见胁乳胀痛，加柴胡、栀子；圣愈汤加减，党参、当归身、陈阿胶（烊冲）各12g，黄芪、仙鹤草各30g，川芎、升麻、陈皮各6g，炒熟地黄15g，柴胡9g，炒白芍、白术、炒枣仁各10g
	肾气不固	月经提前，经量或多或少，经色淡暗，经质稀薄	常见月经初潮少女或近绝经期妇女，精神不振，形寒怕冷，经后下腰部重着无力而冷痛，下肢乏力，夜尿频多，舌淡，苔白润滑，脉沉细	归肾汤，用于月经初潮或近绝经期者，兼畏寒怕冷，月经提前；温冲汤（《医学衷中参西录》），治虚寒不育。若经量过多，去肉桂、当归，加续断；若便溏纳差，加党参、白术、肉豆蔻、吴茱萸
	气虚寒凝	月经先期，经色淡，量甚少，有血块，经来小腹拘急重痛，得温稍减，经后神疲	形寒怕冷，动则气短，不耐劳	补中益气汤加吴茱萸、艾叶、炮姜

【临床体会】

月经先期多由血热或肾水不足引起，经量多少取决于阴精亏损程度，可从期、量、色、质四个方面进行辨证。月经先期兼量多，则阴精亏损较少，火旺偏盛，属实热；月经先期而量少色鲜红，属虚热；月经先期经量多，但质稠有血块，且经行不畅，属郁热。三者同属血热，但病因不同，治疗也有所不同。再者，如果血热病变过程中，反复出血，量多时久或治疗失当，也可造成气虚、血瘀。

月经先期量多，色淡质清稀，则为气血虚证；月经先期量多，色紫红有大血块，则为血瘀证；经量多，色鲜红，质稀者，为血热虚证；经量多，色紫红，有大血块者，为血瘀证；经量少，甚而点滴而出，色淡暗，但往往拖延多日而不净，或净后经又来，则为脾肾两虚，子宫无力的虚证，用补脾固肾的方法。

临床上患者常相兼为病，治疗上分经前与经期，急者治标，先控制出血。单纯实热者宜清热固经，虚热者宜养阴凉血固经。血热血瘀兼夹为病证，血瘀要用温通祛瘀法，但血热却要用清热固阴法，两者治法相矛盾，这种情况下可选择相对较平和与较小的方剂，如加味失笑散合丹栀逍遥散，对瘀热性出血疗效较好。经后期服杞菊地黄丸以善后。

更年期综合征患者临床常见肝血热脾气虚者，可选用丹栀逍遥散合补气固经丸，清肝凉血又补气固经。

中青年女子，饮食厚味、辛辣，饮酒吸烟，熬夜迟睡，或焦虑紧张，常呈血热实证，治本之法要从肝、脾、肾入手，祛病先顺肝气，养血易健脾胃，调经应益肾。治血热大黄、栀子、龙胆草等苦寒清热之品，不宜重用久用，以免寒凝血室，应选疏肝凉血、养阴凉血为治。

对月经先期经量过多者，采用滋水清火止血法，避免出血过多，耗伤阴血。月经先期无论血热、气虚、肝郁等，常易产生瘀血，治疗时适当加入活血祛瘀之品，常有良效。只有虚象的月经先期，无论有无热象，均不宜重用久用苦寒泻火的寒凉药，如龙胆泻肝汤、黄连解毒汤。此类药物易损伤阳气，从而导致阳虚寒凝，血内凝于子宫，非但月经先期不愈，反易变生他证。

实热证最好在月经来潮前 10 天开始服药，因经前期经血阳气旺盛，用寒凉药清热凉血，可使经期恢复正常，又能减少对正气损伤。虚证可在经期或经后服药，因经行之际，阳气渐泄，补剂可补其虚，从而使阴阳平衡，经期正常。

（六）经行后期

【概述】

月经周期延后 7 天以上，连续出现 3 个周期以上者，称为“经行后期”，若仅延期 3～5 天，又无其他所苦；或偶尔 1 次间隔较长，不作后期论。

【辨证论治】

证型	主症	全身症状	方药	针灸
血虚	经期错后，量少，色淡质稀，小腹空痛	头晕眼花，心悸失眠，皮肤不润，面色苍白萎黄，舌淡，苔薄，脉细无力	胶艾四物汤加减，伴气虚者，加黄芪 15g，白术 10g；大便溏薄者，去当归，加丹参 12g；腰酸者，加菟丝子 10g	耳穴埋藏，取子宫、卵巢、内分泌区、内生殖器区为主穴，经前 10～14 天用油菜籽埋穴或耳针埋藏；血虚者针血海、足三里、脾俞，用补法；气滞者针内关、阴陵泉、归来穴，用泻法

（续　表）

证　型	主　症	全身症状	方　药	针　灸
肾虚	经期错后，量少，色淡暗，质清稀	腰酸腿软，头晕耳鸣，带下清稀，面部暗斑，舌淡暗，苔薄白，脉沉细	大补元煎（《景岳全书》），人参、山药、熟地黄、杜仲、当归、山茱萸、枸杞子、炙甘草。月经量少者，酌加紫河车、肉苁蓉、丹参，养精血以行经；带下量多者，酌加鹿角霜、金樱子、芡实，固涩止带；月经错后过久者，酌加肉桂、牛膝，以温经活血，引血下行 当归地黄饮	
血虚寒证	月经延后，量少色淡，质清稀，量少色暗，有血块，小腹隐痛，喜用热敷，小腹冷痛，热敷痛减	腰酸腿软，头晕耳鸣，带下清稀，面色晦暗，或面部暗斑，舌淡暗，苔薄白，脉沉细；或舌淡红苔薄，脉濡缓无力	温经汤（《妇人大全良方》），当归、川芎、芍药、桂心、牡丹皮、莪术、人参、甘草、牛膝 艾附暖宫丸加减，艾叶、川芎各6g，制香附9g，川续断、白芍、黄芪、熟地黄各10g，肉桂3g。近经期者，加红花3g；腰酸头晕者，加淫羊藿9g，菟丝子10g；经后加减苁蓉菟丝子丸	

（续　表）

证　型	主　症	全身症状	方　药	针　灸
血寒证	经产之时感受寒邪，或过服寒凉，寒邪搏于冲任，血为寒凝，胞脉不畅，血行迟滞，血海不能按时满溢，遂致经行错后，量少，经色紫暗有块，小腹冷痛拒按，得热痛减	畏寒肢冷，舌暗，苔白，脉沉紧或沉迟	温经汤（《妇人大全良方》），人参、当归、川芎、白芍、肉桂、莪术、牡丹皮、甘草、牛膝。经行腹痛者，加小茴香、香附、延胡索，以散寒滞止痛；月经过少者，酌加丹参、益母草、鸡血藤，养血活血调经；经后用过期饮	血寒针血海、三阴交、肾俞，加艾炷温针
气滞	经期错后，量少，经色暗红或有血块，小腹胀痛	精神抑郁，胸闷不舒，舌象正常，脉弦	乌药汤（《兰室秘藏》），小腹胀痛甚者，加莪术、延胡索；乳房胀痛，加柴胡、川楝子、王不留行；月经过少，加鸡血藤、川芎、丹参	
痰湿阻滞	经期错后，经量少，色淡暗，质似黏涎，带下多	头晕体胖，懒动，心悸气短，脘闷恶心，痰多黏腻，带下量多，舌淡胖，苔白腻，脉滑	芎归二陈汤（《丹溪心法》）。脾虚食少，神倦乏力者，加人参、白术；脘闷呕恶者，加砂仁、枳壳；白带量多者，加苍术、车前子	

（续　表）

证　型	主　症	全身症状	方　药	针　灸
气虚	经量多，色淡质稀，小腹下坠重着，喜温喜按	唇甲面色苍白，少气懒言，不耐劳，食后腹胀，便溏	经前用芎归六君子汤，经后用归脾汤	脾俞、肾俞
脾肾阳虚	初潮迟，月经延后，经量少，色暗淡，质稀有小血块，经来小腹冷痛喜暖喜揉，下腰坠痛	形寒肢冷，面色晦暗，便溏，下腰膝痛无力，耳鸣头晕，小便频，时有失禁。舌质淡润胖，苔薄白滑，脉沉迟无力	经前用温经摄血汤，经后用归肾丸	血寒者取血海、三阴交、肾俞，温针灸
寒凝血脉	月经延期，经量涩少，经色紫暗夹块，小腹疼痛拒按，喜热熨，血块下则痛减	面色青暗，形体壮实，经期常进食生冷，下身疏忽保暖，舌质润或紫暗，苔白，脉沉迟有力或沉紧	经前、经期用温经汤加减。经量多者，去莪术、牛膝；腹痛有血块者，加蒲黄9g，五灵脂12g经后用过期饮	
肝郁血瘀	经行不畅，间隔延长，经量不定，经色紫红夹血块	紧张焦虑，乳胀胁痛，性交疼痛，小腹胀痛拒按，舌暗有瘀斑，苔薄腻，脉沉弦涩	乌药汤加赤芍、柴胡各9g。伴血瘀者，加莪术12g，生蒲黄（包煎）10g；下腹胀痛者，加延胡索12g。经前用活血化瘀汤，经后用芎归六君子汤	

【临床体会】

血虚与虚寒皆为虚证，其病因病机及程度不同。血虚者多因久病体虚、孕产过多、脾胃虚弱等原因，导致营血亏少，血海到期不能盈满而溢，经水因而后期。虚寒者多因体质、生育过多及其他慢性病，导致肾阳亏弱，月经延后。

虚证有血虚、阳虚、阴虚三因，实证则有寒凝、气滞、痰阻三因。但月经后期临床上以虚证、寒证多见，实证少见，治疗虚证则以补气血，温补阴阳为主；实者则用温经散寒，行气活血，或燥湿化痰。

经行后期者可根据经量、经色、经质来进行辨证，经色淡红，质稀，属血虚或偏阳虚；经色暗，质稀黏不一，属血寒；经色紫黑，有血块，属瘀滞；经色淡红，质黏腻，属痰湿。经后期又见带下甚少或全无者，属阴精不足；经间期带下增多，呈黏稠状，但基础体温不升者，与肝郁、痰湿干扰有关；带下色黄质黏稠，或如脓样者，为湿热、痰浊。

经行后期的治疗：①忌滥用活血化瘀药。血瘀实证者临床少见，因此在治疗上一见经迟，就滥用活血祛瘀的桃仁、红花、三棱、莪术等药以催经，往往无效。即使能催来一次月经，而后月经延期更甚，或出现血枯经闭，发展为闭经，导致不孕。此乃治经迟之大忌。②宜用补血活血药。经迟的原因虽有血虚、阳虚、阴虚、寒凝、气滞、痰阻等不同，但宜首选补血活血之药，有助提高疗效。桃红四物汤加减，益母草、川牛膝、何首乌为常选之品。③宜用益肾健脾药以治本。经迟总以脾肾虚寒为多见，因此治疗时无论是否在临床见到肾、脾两脏的明显虚证，在辨证施治的基础上都应适当加入益肾健脾之品，使脾肾阳气旺盛，经血生化有源，鼓动经血按期而下。健脾可选四君子汤，益肾常选菟丝子、巴戟天、杜仲、续断等，四物汤居次。

此外，小腹畏寒者，加少量温通行气药，加陈艾、肉桂温宫，奏效反速。阴虚有虚热者，用药也要避免过用降火寒凉之品，着重补阴，可以用龟甲、鳖甲、紫河车等血肉有情之品。治疗后期用药要择时，一般在经行后的第 20 天开始用药。

经行后期出血要与妊娠出血进行鉴别，尤其是宫外孕出血（未破裂期），可作尿妊娠试验。经行后期及时治疗，一般预后良好，可恢复正常月经周期。若不按计划治疗，可发展成闭经，尤其是 40 岁以上女性，或多次进行人流手术者，常会影响子宫内膜功能和卵巢功能，久而卵巢早衰，提早绝经。若经较长时间中药治疗无效，而见内分泌检查异常，主要表现为促卵泡激素增多，雌二醇减少，应予中西药结合治疗。

（七）经期延长

【概述】

月经周期基本正常，行经期超过 7 天以上，或淋漓半个月始净，称为“经期延长”。

【辨证论治】

主症：行经时间延长，过期淋漓不净。

证　型	主　症	全身症状	西医学诊断参考	方　药
气虚	经量多，经色淡红，质稀	肢倦神疲，气短懒言，面色苍白浮肿，唇色淡，舌淡苔薄，脉缓弱	内分泌紊乱	举元煎（《景岳全书》）加阿胶、艾叶、乌贼骨
脾肾阳虚	经色淡红，质稀	形寒肢冷，腰膝酸痛，下腹冷痛，大便溏，小便频，夜尿多，舌淡胖，脉沉细弱	内分泌紊乱	健固汤（《傅青主女科》）加补骨脂、乌贼骨
阴虚内热	经量少，色鲜红，质稠，伴有小血块，下腹与阴道灼热疼痛	咽干口燥，潮热，面色苍白，双颧红，手足心热，大便燥结，舌红少津，苔少，脉细数	内分泌紊乱	清血养阴汤（《妇科临床手册》）
血瘀	经量多少不定，经色紫暗有块，经行小腹疼痛拒按	面色灰暗，唇色发紫，多因行经期或产后常进食生冷、下冷水、穿短裙等，舌紫暗有瘀点，脉涩有力	子宫肌瘤、子宫内膜异位症	棕蒲散（《陈素庵妇科补解》）
肝郁化热	经色鲜红，质稠，量或多或少	乳房及两胁肋胀痛，心烦易怒，口干口苦，大便干，小便黄，小腹微胀，舌质红，苔薄黄，脉弦数	内分泌紊乱	牡丹皮、焦栀子、炒荆芥各 10g，白芍、生地黄各 20g，当归、炒柴胡、茯苓、白术、香附、赤芍、地榆、茜草各 15g，白茅根、仙鹤草各 30g，甘草 6g

（续 表）

证 型	主 症	全身症状	西医学诊断参考	方 药
湿热蕴结	月经量少，色暗如败酱，混杂黏液，气味秽臭	腰酸胀痛，平素带下量多色黄臭秽，舌质正常或偏红，苔黄腻，脉濡数	盆腔炎、子宫内膜炎、妇科癌症	四妙丸（《成方便读》）加金银花藤、炒贯众、炒地榆、茜草、益母草各15g；银藤汤（经验方），金银花、枳壳、厚朴各9g，红藤、丹参各15g，薏苡仁20g，六一散（包煎）10g，败酱草、生蒲黄（包煎）、茜草炭、地榆炭各12g。带多色黄者，加黄柏、知母各9g；苔厚腻纳呆者，加苍术10g，六神曲9g，去败酱草；腹痛拒按者，加延胡索15g，没药6g，香附9g

【临床体会】

育龄期和更年期前后的女性，若发现经期延长，阴道反复出血者，应作详细西医检查，了解子宫内膜情况，明确出血原因，排除子宫肿瘤特别是恶性肿瘤，以及宫颈息肉、子宫内膜异位症、子宫内膜炎、盆腔炎等疾病，以免耽误病情。还应注意与崩漏、流产、血小板减少等鉴别。

青春期少女一般由内分泌功能失调引起，由于月经期子宫内膜剥脱后，下一周期卵巢新的卵泡发育迟缓或欠佳，所分泌的雌激素不足，以致子宫内膜不能再生修复已剥脱的创面而止血，查基础体温正常，子宫内膜偏薄，B超随诊卵泡发育偏小，雌激素水平偏低，而使月经期延长。而黄体萎缩不全而致经期延长，基础体温下降缓慢，部分患者经期第 5 天内膜活检提示有分泌期改变，且出血量偏多。治疗可用二至地黄丸，能有效促进子宫内膜修复，从而达到固经止血的目的。

三、经质异常

（一）经质黏稠

【概述】

经血质地稠厚，“经质黏稠”与“经血夹块”不同，后者指月经混有凝结的血块，这种血块在黏稠或清稀的经血中均可出现。

【辨证论治】

证　型	主　症	全身症状	方　药
心肝火旺	月经先期量多，淋漓不尽，或暴下如注，色鲜红，质浓稠如膏	面红目赤，心烦急躁，口苦喜饮，胸胁胀痛，经前或经行发热，舌红苔黄，脉弦数	三黄四物汤或丹栀逍遥散加减
瘀热内结	经来提前量多，色紫暗不鲜，瘀块多，行经小腹疼痛拒按	烦躁口干，行经发热，舌质暗红有瘀斑，脉弦数而涩	桃核承气汤
湿热蕴结	经行超前量多，质稠浊臭秽，经色暗红，或经带杂下	面黄而垢，头胀且重，脘腹痞胀，大便黏腻，带下增多，色黄臭秽，外阴瘙痒，舌红苔黄腻，脉弦滑数	龙胆泻肝汤
痰湿下注	经期延后，经行不畅，量少，质稠，经色淡	平时痰多，口淡乏味，清晨刷牙反胃欲呕，头沉重而晕眩，胸闷喜叹息，腹胀，白带量多苔白腻，脉弦滑	芎归二陈汤

【临床体会】

经质黏稠一症，临床以热证、实证居多，辨证的关键在于视月经的颜色。一般来说，稠而色红，或紫，或黑，属热，属实；稠而色淡，属寒，属虚。但虚实夹杂者亦不少，临证需结合脉证综合分析，才能做出正确的诊断。

（二）经血夹块

【概述】

经血夹块，是指月经中混有凝结的血块。

【辨证论治】

证 型	主 症	全身症状	方 药
寒凝血滞	经量少，色紫暗，质清稀，夹有大紫血块，经前或经期小腹绞痛而冷，得温可减，经期延后	形寒肢冷，常食生冷，经期产后不注意保暖，白带清稀，舌质淡暗，脉沉细紧迟	当归四逆加吴茱萸生姜汤
气滞血瘀	经量少，夹有紫黑或如烂肉血块，经前与经期少腹绞痛甚，按揉加重，常需服用止痛药。经行不畅，血块排出后疼痛减轻	面色晦暗有黄褐斑，肌肤枯干粗糙，精神抑郁烦闷，舌暗有瘀斑，脉弦涩	血府逐瘀汤
气虚血瘀	经量多，淋漓不止，色淡红而清稀，间夹少量小血块，小腹及阴部空坠，喜揉按，经后小腹隐痛，或只胀不痛，经期错后	平时面色黄暗，动则气短，语声低怯，头晕，舌胖大而色暗，脉沉细弱	圣愈汤加益母草汤（《古今医彻》），益母草、山楂各4.5g，当归、杜仲（盐水炒）、牛膝、牡丹皮、香附（醋炒）、广陈皮、茯苓、炒砂仁末各3g，川芎1.5g

（续 表）

证 型	主 症	全身症状	方 药
血热实证	经来量多，颜色紫红，质黏稠而有块，块色紫黑	面红唇干，心烦口渴，喜饮，急躁易怒，舌苔薄黄，脉细数有力	四物汤加黄芩、黄连、香附
肾阴虚瘀热	经量少而色红，质稀夹块	两颧红赤，手心灼热，或潮热盗汗，舌质或嫩红无苔，脉细数	一贯煎加味，当归9g，沙参、丹参、赤芍各15g，生地黄、郁金、白芍、地龙、川楝子、枸杞子各10g，首乌20g，生甘草5g
肾虚血瘀	月经延期，经来不畅，经色紫暗，夹小血块，或经量过多，色紫红有大血块，少腹刺痛，拒按，痛甚则恶心呕吐	面色晦暗，眼睑浮肿，腰背冷痛，四肢厥冷，头发脱落，舌质暗，边有瘀点，苔薄脉弦	补肾化瘀方，菟丝子、女贞子、淮山药、枸杞子、山萸肉、当归、赤芍、桃仁、益母草、炒蒲黄、牡丹皮、焦山楂

【临床体会】

经血夹块一症，属妇科血瘀证。精神抑郁、经期受寒、过食寒凉或辛辣油腻，或性交不洁，感染湿热病邪化为热毒，可致气滞血瘀、寒凝血滞、血热血瘀等，从而经血中有夹块。此外，气虚、肾虚而兼血瘀者也很常见。肾为女性月经、妊娠的原动力，女性以血为本，月经、妊娠、分娩、哺乳都需消耗体内的血液阴精，特别是一些慢性妇科疾病，病程长久，耗气伤血，常致气血虚弱，无力推动血液运行，从而产生瘀滞病久不愈的气虚血瘀证、肾虚血瘀证等，用补气化瘀，补肾通瘀常有奇效。

（三）经质清稀

【概述】

经质清稀，系指经血质地稀薄而言。

【辨证论治】

证　型	主　症	全身症状	方　药
血虚	经量少或点滴即净，经色淡红而稀，经行错后，经后小腹隐痛，喜揉按	面色苍白，头晕目昏暗，心悸失眠，唇舌淡白，脉沉细弱	四物汤酌加黄芪、香附
气虚	经量多而清稀，经色淡，经期长，淋漓难尽，少腹空坠	神疲，动则气短，语声低怯，自汗怕冷，舌体淡胖，脉沉弱或虚大无力	补中益气汤
肝肾阴亏	经色鲜红，质稀，经来错后量少，或超前量多，或日久淋漓不断	面颊潮红，手足心热，心悸失眠，眩晕耳鸣，腰膝酸软无力，舌质嫩红，脉细数无力	左归饮
脾肾阳虚	月经逾期，经色淡暗而质稀，量少或多，面唇青白，小腹冷痛，喜得热熨	面色苍白，形寒怕冷，腰膝冷痛，白带多而清稀，大便溏泻，小便频数，舌质淡胖而嫩，脉沉迟弱	右归饮
寒湿凝滞	经质稀薄，量涩少，经期延后，行经时小腹冷痛拒按，得温则减	白带甚多，腰酸体沉重，胸痞脘胀，大便溏薄，苔白腻，脉沉紧	温经汤加茯苓、干姜

【临床体会】

经质清稀一症，属虚、属寒者多，一般来说，稀而色红属虚热；稀而色淡属虚寒。

四、经量异常

（一）月经过多

【概述】

月经量较正常明显增多，一般认为每月经量以 50～80ml 为宜，超过 80ml 为过多，但周期与经期基本正常，基础体温双相，子宫无明显器质性病变，且在一定时间内能自然停止。本病可与月经先期或月经延后同见，尤以前者为多见，常伴继发性贫血。

西医学排卵性功能失调性子宫出血、子宫肌瘤、子宫肥大症、盆腔炎、子宫内膜异位症等疾病及宫内节育器引起的月经过多，可参考本病治疗。

【辨证论治】

证　型		主　症	全身症状	方　药	针　灸
实证	肝郁化热	月经提前而至，经量过多或兼经期延长，色鲜红或紫黑，质浓稠，有瘀块，经行乳房作胀，少腹胀痛	面赤心烦，不寐易怒，两胁胀痛，头晕痛，口苦咽干，小便短赤，舌红苔黄，脉弦数而滑	舒郁清肝饮。经期下血甚多者，加地榆、大蓟、小蓟；乳房胀痛者，加橘叶、橘核	关元、三阴交、隐白、血海、水泉

（续　表）

证型		主症	全身症状	方药	针灸
实证	湿热蕴结	经期提前量多，质稠色深红或紫黑。外阴瘙痒，行经前后带下增多，质稠呈黄绿色，有臭秽味，小腹刺痛胀痛	头身重着，烦热恶寒，面垢，胸脘痞闷，腹部胀痛，大便黏腻，小便短赤，舌质红，苔黄腻，脉滑数	解毒四物汤，黄芩、黄连、黄柏、栀子、当归、生地黄、干地黄、白芍、川芎；如发热恶寒，腹痛甚，加三妙红藤汤	曲池、合谷
	血热	经行量多，色鲜红或深红或紫红，质黏稠无光泽，间有小血块，血流出时阴部有热感	心烦口渴，面红身热，尿短黄，大便燥结，舌质红，苔黄，脉滑数	出血期：①四草汤合加味失笑散，加大蓟、小蓟、生地黄、续断；②经验方，地榆、贯众、白头翁各15～30g，每日1剂，连用5剂 愈后期：固经丸加味，龟甲胶15g，黄芩、黄柏各9g，生地黄、地骨皮、椿根白皮、地榆炭各15g，北沙参、炒蒲黄各20g。出血过多，加阿胶、棕榈炭各20g，煅龙骨、煅牡蛎各30g；大便溏泻，去生地黄、黄柏，加炒白术10g，白扁豆30g，藿香梗6g	关元、三阴交、隐白、血海、水泉、曲池、合谷

（续 表）

证型		主症	全身症状	方药	针灸
实证	血热夹瘀	更年期常见，经行量多，阵发性出血，伴大血块，色鲜红，质稠，小腹疼痛拒按，血块排出后痛减	舌有瘀点，或舌质紫暗，脉细涩	四草汤合固经丸，血瘀加大蓟、小蓟、花蕊石、三七、虎杖、琥珀等；血热重加地榆、槐花、仙鹤草；补肾加二至丸、川续断、杜仲、鹿角片。固经丸（《中国药典》），黄柏（盐炒）、黄芩（酒炒）各20g，椿皮（炒）、香附（醋制）各10g，白芍（炒）12g，龟甲（制）25g。地骨皮饮加减，当归、阿胶（烊冲）各9g，地骨皮、麦冬、炒山栀、青蒿各10g，生地炭、炒白芍、墨旱莲、小蓟各15g，川芎5g，生地榆12g，炙甘草3g。伴气阴两虚者，加党参12g，五味子5g；腹胀者，加川楝子10g，枳壳9g	血热者取曲池、血海、行间、侠溪、内庭 血瘀者取合谷、血海、归来、子宫

（续　表）

证型		主症	全身症状	方药	针灸
实证	寒凝血瘀	经血见时腰酸腹胀，经行量多，色紫黑，有血块，小腹胀满，或可触及积块，冷痛喜温拒按，血块排出后疼痛减轻	面色暗黑，胸腹胀满，舌暗而润，脉象沉弦。或身有瘀点、瘀斑，或舌质紫暗或有瘀点，脉细涩	少腹逐瘀汤加炒艾叶、补骨脂。失笑散加味，生蒲黄（包煎）、五灵脂、茜草、牛角（角思）各12g，益母草、仙鹤草各30g，制军炭、焦山楂各10g，制香附9g，炙甘草3g	
虚证	肝肾阴虚	经期提前，量多，或日久淋漓不断，经色鲜红，质较稠，流出时阴部灼热感	产育过多，或久病失养，形体消瘦，烘热盗汗时作，五心烦热，眩晕耳鸣，失眠多梦，腰膝酸软，两目干涩，咽干口燥饮不多，大便偏干，舌质嫩红少苔，脉细数	固经丸，或两地汤合二至丸	内关、太溪、气海、关元

（续 表）

证型		主症	全身症状	方药	针灸
虚证	冲任虚寒	经行后期，量多或逾期不断，经色暗淡，治稀薄，或如黑豆汁，或夹有瘀块，多于行经时少腹冷痛，小腹坠胀，少腹冷痛喜按。并见阳虚之象，喜热喜按，平时带下稀薄，状如涕唾。或不孕	早婚早育，或产育过多，或房事劳伤，平时精神委顿，面色苍白或晦暗，四肢欠温，腰膝酸冷，大便稀薄，夜尿多，舌质淡暗，脉沉迟而弱	寿脾煎（《景岳全书》），可加鹿角霜、补骨脂、益智仁、炒艾叶	神阙、隐白、气海、肾俞、命门、关元，灸20～30min
	气虚	月经量多，经期长，色淡红，质清稀。小腹下坠或兼见子宫脱垂，平时带下稀薄	面色萎黄，体倦四肢无力，气短懒言，动则汗出。舌胖色淡红，边有齿痕，苔薄白，脉细弱无力	出血期：举元煎（《岳全书》），血量多加阿胶、焦艾叶、炮姜炭、乌贼骨；经期长加炒蒲黄、茜草炭、益母草 经后期：补中益气汤加川续断、菟丝子、山药、枸杞子各15g，墨旱莲、女贞子各12g	神阙、隐白、足三里、脾俞、膈俞、血海、关元，灸20～30min

（续　表）

证型		主症	全身症状	方药	针灸
本虚标实	子宫肌瘤	经量增多，痛经，白带增多，尿频、尿急，小腹坠胀	舌暗，脉涩	消瘤方，丹参、赤芍药、三棱、莪术、生山楂、刘寄奴各12g，生蒲黄、金刚藤、石见穿、鬼箭羽各15g，炒枳壳9g，小青皮6g	取子宫、卵巢、内分泌区，用油菜籽或磁石耳针埋藏；气虚者灸隐白，每日2次，每次20min；气虚肾亏者，或气虚下陷者，灸百会穴，每日2次，每次2壮；气虚者针脾俞、百会、足三里，用补法；阴虚者加太溪，直刺，去百会；血热者加血海，用泻法，去百会；血瘀者加子宫，强刺激，促进子宫收缩，使瘀血排出，新血可以归经

（续 表）

证 型		主 症	全身症状	方 药	针 灸
本虚标实	阴虚血瘀	经行血流如注，阵下而出，量多色红质稠，夹有紫黑色大血块。小腹疼痛拒按，更年期经血过多	咽干烦热，盗汗，舌红少苔，脉细数	出血期：玉女煎加减，肝胸胁痛楚者，加一贯煎；血瘀者失笑散加味，生蒲黄（包煎）、五灵脂、茜草、水牛角各 12g，益母草、仙鹤草各 30g，制军炭、焦山楂各 10g，制香附 9g，炙甘草 3g；瘀久化热，伤津口干舌红者，加沙参、墨旱莲各 12g，麦冬 10g，五味子 6g	血海、三阴交

【临床体会】

月经过多病因，①中气虚弱，子宫收缩无力，血失统摄，但气虚又常由出血过多所致，两者互为因果。②血热或肾阴虚血热，迫血妄行。③瘀血阻滞，血不归经。顽固性经血过多，以血瘀证多见，绝大部分与肾虚血瘀有关。三者，或独见，或兼见。一般行经第 天量多，首先考虑血热，其次考虑气虚。行经的第 2～3 天量多，伴腹痛，阵发性出血，血色紫黑伴有大血块等症者，属血瘀。

月经过多的治疗，行经期以止血为主，但不宜过用收涩或寒凉之品，以免凝滞气血。经后按虚、实、寒、热以治本，但不可过用温燥之品，以免动血耗血。慎用固涩止血药，其仅适用于单纯气虚脾弱者，临床相对少见，常见气血虚弱又兼夹有血瘀或瘀热，如果过用寒凉药或收涩药止血，反容易造成瘀血，导致宫内干血滞留，子宫关闭不全，出血难止。重视化瘀调经，只有祛除宫内的瘀血与残余的宫内干血，才能恢复子宫的正常收缩功能，从而控制出血。血热、湿热、气滞、瘀血所致月经过多者，早用收敛止血必致瘀血为患。

月经过多是中医妇科中的一个病证，但在西医妇科学仅是一个症状，可出现在功能性子宫出血、子宫内膜异位症、子宫肌瘤、盆腔淤血综合征中，也可见于全身性疾病，如血液病或其他内分泌腺疾病。临床应该重视辨病，以免延误。单纯月经过多或月经过多伴生殖系统炎症者，治疗效果最好。月经过多伴子宫肌瘤、子宫内膜异位症者次之，但治疗周期长，需服药3～6个月。有崩漏病史者，效果相对较差，放置节育环者，效果最差。

（二）月经过少

【概述】

月经周期基本正常，经期缩短不足2天，经量少，甚至点滴即净，经血总量少于以往，常是“经闭”的先兆，并可导致不孕。更年期女性若出现月经量渐次减少，是绝经的征兆，不作“月经过少”而论。

【辨证论治】

证型		主症	全身症状	方药	针灸
实证	气滞血瘀	经前少腹憋胀而疼痛拒按，有欲行不行之感，经行痛减，经量少经色紫暗，质黏稠夹块，经行不畅，点滴而下又夹紫黑血块，经期错后	面色晦滞，肌肤甲错，经前乳房胀痛，舌质紫暗，或有瘀斑，脉沉涩	经前3～5天开始服血府逐瘀汤，重者可用新订通经汤	血海、中极、地机，用泻法
	虚寒	经来量少，或一见即无，色淡红或暗黑，质稀薄，或夹瘀块，少腹冷痛，得温则舒，经期后延，带下量多清稀	经期受寒，形寒怕冷，腰酸背冷，舌质淡暗，苔白，脉沉紧	经前3～5天开始服温经汤，加川续断、肉桂、淫羊藿，或加减乌药散，直到经期结束。经期见头痛吐涎沫，下利，腹胀痛，经量少，属肝脾虚寒，用吴茱萸汤；少腹冷痛夹血块，经量少用艾附暖宫丸	气海、三阴交。小腹冷痛灸关元、归来；少腹胀痛，经血有块，灸血海、太冲
	肝郁	经来小腹胀痛，经来而畅，色红有小血块	头晕胸胁苦闷，少腹胀痛，口干，寒热往来，肩胁拘急	逍遥散，兼口苦咽干用丹栀逍遥散	
	痰湿阻滞	经量少，经期延后，经色淡而稠，或混有白带，其气腥秽	体形肥胖，头眩而重，周身关节酸痛，胸闷脘痞，时欲恶心，口淡腻，食欲欠佳，大便溏薄，舌苔白腻，脉弦滑	经前3～5天开始服芎归二陈汤加续断、淫羊藿、鸡血藤、川牛膝、丹参、泽兰等。周身关节酸痛，用越鞠丸；胸闷咽梗用七气汤；前后阴湿疮加二妙或四妙散	合谷、外关、丰隆，用泻法

（续 表）

证型		主症	全身症状	方药	针灸
虚证	阴血虚	经血量由正常逐渐减少，甚至点滴即止，血色淡红质稀无块，或淡如黄水，经期延后，经后少腹点绵点绵作痛，喜揉按	面色苍白，头晕眼花，心悸耳鸣，健忘少寐，口唇指甲淡白，皮肤干燥，舌质淡，脉沉细无力。若血虚兼虚热，则常在午后自觉颧红，潮热盗汗，五心烦热，稍微劳作就会加重，舌红，脉细数无力	血虚者用滋血汤，阴血虚者用小营煎合地骨皮饮。经尽后开始服用，逐渐加入川续断、菟丝子、肉苁蓉、巴戟天、益母草。阴虚血热而量少用清热活血汤	足三里、脾俞、肝俞，用补法
	肾水不足	月经量素少，或渐少，2～3天即净，或点滴即止。色淡红或暗红，质稀薄，经后少腹痛，常伴月经初潮过迟，周期延后	面色不荣，眩晕耳鸣，腰酸肢软，足跟痛，小便频数，或夜尿频多，或性欲淡漠，舌质淡红，脉沉细无力	当归地黄饮加减。若系先天肾气不足，子宫发育不良，初潮过迟，经来素少者，可加巴戟天、淫羊藿、鹿角胶、紫石英、紫河车等，则补肾益精之力更强。如因人流手术导致经来量少，经行小腹无胀无痛，多系手术损伤冲任胞宫，用以上方法治疗无效，则多为损伤太重，恐难以恢复。又有因人流手术后造成宫颈或宫腔粘连，亦可出现经量少，涩滞不畅，伴见小腹痛胀，辨证当属肾虚血瘀，可加鸡血藤、川芎、桃仁、丹参等活血通络之品。必要时配合手术	气海、血海、肾俞、然谷、太溪、命门、腰阳关，补法加灸

（续　表）

证型		主症	全身症状	方药	针灸
虚证	脾胃虚弱	经行量少或点滴而下，经色淡红质稀，经期错后，带下清稀量多	面色萎黄，气短自汗，声音低怯，口淡无味，食少便溏，或略现浮肿，唇舌淡白，脉濡弱	异功散加归芍，佐仙茅、淫羊藿、菟丝子。兼月经后期用六味地黄汤加五子衍宗丸合四物汤，加陈皮、木香、砂仁	隐白、气海、血海、足三里、脾俞，针用补法，并可加灸

【临床体会】

一般正常月经出血量应为 20～60ml，经量少于 20ml 为月经过少。以卫生巾的用量大概估量，正常用量是平均每天换四五次，每个周期不少于 1 包（每包 10 片计），如果卫生巾用量不到半包，那么就属于月经过少。本病发生于青春期和育龄期者可发展为闭经，发生于更年期者则往往进入绝经。临床上很多卵巢早衰的女性患者，其前期表现就是月经失调，月经周期延后，月经量少，月经稀发，经期逐渐缩短，继之闭经，导致提前进入绝经期。从西医学角度来看，月经量持续减少，多数意味着女性雌激素水平降低，卵巢功能减退。因此，可以通过食疗来补充女性雌激素，增加月经量，并预防卵巢早衰。

分辨月经过少的虚实，是辨证与治疗的要点，必须先排除器质性疾病，如先天子宫发育不良，宫颈、宫腔粘连，多囊卵巢综合征，宫内膜结核等。虚证者，常因来源不足，无血可下。如大病久病体弱，造血无力；子宫手术后创伤，导致子宫内膜恢复不良；或长期服用妇科激素，抑制激素正常分泌。凡此种种，可用补法来恢复经血。实证者，则由病邪造成经血阻滞，经来不畅，经少。病因可见精神焦虑，经行不畅；或经期、产后受寒，寒邪客于子宫，血寒经行不畅；妇科湿热炎症，致宫内粘连，阻遏经血下行，从而造成月经过少，可用通法。

月经过少，一般虚证多实证少。因此，不可一见经量不多，一概误为实证，妄用活血破血，或清利，或温通之药，以免损伤中气，使经血难复。即使是实证，用通经破血之药，也应中病即止，不可过用，以免转为闭经、不孕。

五、痛经

【概述】

痛经，是指在月经期或行经前后出现周期性小腹疼痛难忍，疼痛有时牵引到腰部、外阴、肛门等处，疼痛剧而难忍，甚至昏厥，月经过后自然消失。如果经期仅感小腹或腰部轻微胀痛，属正常现象。痛经分为原发性痛经和继发性痛经两类，前者无生殖器官器质性病变，即功能性痛经；而子宫内膜异位症、子宫腺肌病等引起的痛经，属继发性痛经，可参考其他章节。本节主要讨论原发性痛经。

【辨证论治】

证型		主症	全身症状	治疗	针灸
实证	肝郁气滞	经前、经期小腹胀甚于痛，时痛时止，痛剧伴恶心呕吐，经行不畅，经血夹暗红血块，块下则痛减	经前胸闷乳胀，烦躁易怒，头晕痛，舌红苔薄白，脉弦紧	经前期用调经定痛汤；经后期用逍遥散	中极、足三里、三阴交，用泻法，留针 20min

（续 表）

证型		主 症	全身症状	治 疗	针 灸
实证	肝郁化热	月经先期，经前、经行小腹灼热，胀痛剧烈，经色红暗，质稠有块	带下色黄秽臭，烦热，便秘，口苦，舌红苔黄腻，脉弦滑数	经前期用痛经方（梅九如）；经后期用丹栀逍遥散	
	气滞血瘀	经前、经行小腹胀痛拒按，甚则持续数天，经行不畅，量少淋漓，经色紫暗夹大紫色血块，呈腐肉片状，块出痛减	经前胸胁、乳房胀痛，舌紫暗，舌边有瘀斑，苔薄腻，脉沉迟涩	膈下逐瘀汤，或痛经方	
	湿热蕴结	平时下腹疼痛不适，经前加重，伴腰骶坠痛，经量多，色暗红，质稠有血块，秽臭，阴部灼热，外阴痒痛，黄带多腥臭味	低热反复，口苦便秘，溲赤数，舌红苔黄腻，脉滑数	清热调血汤（《古今医鉴》），加红藤、败酱草、薏苡仁。月经过多者，加地榆、槐花；白带多者，加黄柏	
	痰阻胞宫	经行腹中隐痛，连及腰背，经行不畅，质黏如涕	身体肥胖，全身肿胀，下肢尤甚，舌红胖大，苔白腻，脉滑数	经前用导痰汤，经后用四物汤合二陈汤	
	寒凝血瘀	经前、经期小腹畏冷绞痛剧烈，甚则冷汗淋漓，得热痛减，拒按。月经后期，经行不畅，经色暗夹紫暗血块	经期受凉或贪食生冷，经来面色青白畏寒肢冷，经来呕吐、腹泻，肛门下坠，带多质稀，舌淡有瘀斑，苔白腻，脉沉紧迟	经前经期用当归四逆加吴茱萸生姜汤，经后期用温经汤合少腹逐瘀汤	

（续 表）

证型		主症	全身症状	治疗	针灸
虚证	阳虚内寒	经迟量多色淡，经期、经后小腹冷痛，拘急挛缩抽引作痛，喜按喜热	形寒怕冷，手足不温，腰背酸楚而畏寒，小便清长，舌淡胖苔白润，脉沉	经期服温经汤，经后服当归建中汤	
	肝肾精亏	月经后期，经量少，色暗淡质稀薄，经后1～2天小腹仍隐痛，牵引下腰	头晕耳鸣，健忘失眠，舌淡红苔少，脉沉细弱	经期服调肝汤，经后服小营煎	
	气血虚弱	经期延期，经量多，色淡而稀，经期或经后，小腹绵绵作痛，小腹及阴部空坠，喜温喜按	面色萎黄，头晕乏力，心悸气短，舌淡苔薄白，脉细无力	经来服用圣愈汤加鸡血藤、小茴香、乌药，经后服用调经益气丸或黄芪建中汤	
虚实相兼	肝郁脾虚	月经后期，量多色暗红有血块，经期小腹重着坠痛，喜按喜热	经前面目浮肿，下肢肿胀，形寒肢冷，舌胖大苔白滑，脉沉紧迟	经前服当归芍药散，经后服逍遥散	
	血虚肝郁	经期延后，量少有块，经行不畅，少腹重着下坠胀痛，喜温喜按	情志郁闷，乳胀胁痛，头晕心烦失眠，舌淡，脉弦细濡	经期服用加减乌药汤，经后服用加味四物汤	

【临床体会】

痛经西医分为原发性痛经和继发性痛经两种。原发性痛经是指从有月经开始就发生的腹痛，为子宫口狭小或后位、子宫发育不良；或经血中带有大片的子宫内膜，又称膜样痛经；或经血中含有血块，也能引起痛经。继发性痛经，则往往行经数年后出现经期腹痛，多由疾病造成，如子宫内膜异位症、子宫腺肌病、盆腔炎、盆腔充血等。子宫内膜合成前列腺素增多时，也能引起痛经。因此，需要通过检查，确定病因，才能针对性治疗。

分辨痛经的虚实是诊断治疗的要点，可通过腹部触诊来辨证候的虚实。经行或经行之前，腹疼痛甚而拒按，经血或经血中瘀块排出后，则疼痛明显减轻，为实痛。经来腹部隐隐作痛喜按，经血流通后，或血块去后，腹部隐痛并无明显好转，为虚痛。

痛经虽有虚实之分，但总以虚实夹杂多见。痛经实证，虽由气滞、血瘀、寒凝、痰、热等病因所致。但患者经净后，身体尚未复原，下次经水又至，常处于气血不足，排经无力，而经来不畅，造成经血瘀滞，标实夹瘀兼虚的痛经。治疗上，经期祛邪通经止痛为主，经后养血调经以助复原，方可痊愈。痛经虚证，患者虽体质虚弱，单纯气虚、血虚一般并无疼痛症状，至多有麻木或蚁行感。有疼痛则必有瘀滞，也属本虚标实。治疗上，经期应加强补益气血，兼用行气活血补虚祛瘀行血的药物；经后则以补虚治本为主，使身体复原。

经来腹痛虽剧，但常在经前或经来第 1 天较明显，经来通畅后或血块下后则痛减，或经休息、热敷、热饮，或服一般止痛药即可减轻者，病情属轻，多为子宫痉挛功能失调所致。若每逢经期，激烈疼痛持续数天不减，必须用重剂止痛药者，常提示有器质性病变存在，如子宫内膜异位症、盆腔炎、肿瘤等，往往治疗难度较大，病程较长。应及时作进一步的妇科检查，以免误诊而耽误病情。痛经发病一般无腹肌紧张或反跳痛，经后疼痛缓解。

经前或经期腹痛者，在经前10～15天开始服药，经行即停药；经后根据证候，调理身体，使之复原。经后腹痛者，宜在见经第1天开始服药，月经尽停服，经后服补虚药治本。上述方法需连续治疗3个周期。

育龄期妇女经期腹痛，不能一概诊断为痛经，应结合病史、妇科B超、尿妊娠试验、血常规等必要的化验，避免误诊。与痛经有关的疾病，如子宫内膜异位症、慢性盆腔炎、宫腔粘连等；与痛经无关的疾病，有宫外孕、盆腔肿瘤破裂、急性阑尾炎、肠粘连、急性肠炎等。

痛经患者在月经来潮前3～5天及经期内应避免进食生冷冰冻食品或刺激性食物，如辣椒、胡椒、烈性酒等，以免刺激子宫、输卵管收缩，从而诱发或加重痛经。此外，痛经者无论在经前或经后，都应保持大便通畅，避免便秘诱发痛经和增加疼痛感，还应注意下肢与下腹部保暖，应穿长裤，小腹热敷，避免游泳与腹部受寒。

六、经前综合征

（一）经行音哑

【概述】

经前或经行之际，声音嘶哑，甚至失音不语，月经后自然恢复，随月经周期反复发作者，称经行音哑。

【辨证论治】

证型		主症	全身症状	方药
虚证	肺燥	经行声哑失音，音色干涩，咽喉干痛，痒咳少痰，口鼻干燥，身热心烦，口燥咽干，月经先期，量少色鲜红	素体阴虚或久咳伤阴史，皮肤干燥，手足心热，午后尤甚，虚烦少眠，大便燥结，舌红少津，苔薄而干，脉细数	两地汤加减，生地黄、玄参、麦冬、赤芍各15g，阿胶、地骨皮、蝉蜕、木蝴蝶、北沙参、牛膝、当归各12g
	肾阴虚	经行发音低沉费力，多言则疲劳，喉干痒，焮热微痛，咽如有痰黏腻但咳出甚少，月经迟，量多色红质稠	腰膝酸软，五心烦热，头晕耳鸣，潮热盗汗，虚烦失眠，舌红绛少苔无苔，脉细数	六味地黄丸，咽痛虚烦者，加知母、黄柏；咳喘内热者，加人参、麦冬
虚实夹杂	肝郁阴虚	经行音哑，咽燥少津，口干而苦，经期先后不定，量少	情志抑郁或有情志创伤，性急易怒，胸胁隐痛，腰膝酸软，舌红，苔少，脉弦细数	定经汤加玄参、天冬、胖大海；咽痒者，减当归量
	肺脾气虚，痰湿阻滞	经来声音嘶哑，发音粗而低，不能发高音调语音，咽喉有异物感，痰多色白而稀易咳，经期后延，量多色淡质稀	面色无华，气短懒言，身困倦怠，纳呆，食多腹胀，便溏，舌淡胖边有齿痕，苔白腻，脉滑	参苓白术散
实证	肝气郁结	经来声音突然嘶哑，甚而完全不能发声，虽语音不出，但哭笑声如常，经来不畅，腹痛，月经色红量正常，有血块	咽喉不痛，有异物感，情绪抑郁寡欢，胸闷喜叹息，乳胀胁痛，舌红苔薄，脉弦沉	柴胡疏肝散加郁金、石菖蒲、苏梗、黄芩

【临床体会】

月经期间，由于卵巢周期性内分泌变化，不仅盆腔和子宫充血，鼻、喉、咽、气管等黏膜也会充血、水肿，从而使女子在月经期出现声音嘶哑，一般在月经前1～2天开始，感到发音时嗓子不舒服，随后出现声音嘶哑，发声疲劳，或调节音调困难，甚至发音破裂，经后2～3天恢复正常。中医学认为声音改变的程度与个人体质与经前反应有关，调整精神情绪，补益气血，滋养精液，有助于改善症状。

经期养声要注意以下几点。

1. 不发怒　月经将至，情绪易激动的女性应注意控制负性情绪，不要发怒或高声喊叫，以保护好嗓子。

2. 不演唱　女性月经期间，体内性激素变化导致黏膜下血管扩张，声带轻度水肿、增厚、松弛、充血，并出现嗓音沙哑，声音沉闷，喉肌张力减弱，唱歌时费力，发高音困难等症状。这时若不注意保护声带，则易致声带毛细血管破裂，造成声带出血和声音嘶哑等，从而引发声带小结。特别是经血量多的患者，经期最好停止练声和演唱，否则发音时膈肌和腹肌收缩，腹压升高，对充血的盆腔不利。患有慢性喉炎、声带小结或声带出血者，月经期间也应停止练声和演唱。

3. 避免不良生活方式　注意劳逸结合，不熬夜，避免感冒。不吃刺激性与油腻燥热食物，如辣椒、胡椒、咖啡、浓茶及油炸烧烤食品等，戒烟酒。

（二）经行发热

【概述】

每逢经前或经期出现发热，寒热往来，潮热等发热现象，经后则热退，称为经行发热。

【辨证论治】

证型		主症	全身症状	方药
实证	肝郁化火	经前、经期寒热往来，经后即退，月经先期，量多或少，色深红，质稠有血块，经期延长	胸闷胁胀，乳房胀痛，心烦易怒，头晕，口苦咽干，脘胀嗳气舌红，苔薄黄腻，脉弦数	丹栀逍遥散加生地黄、地骨皮、青蒿、川楝子
	血热内盛	经前或经期身烦热面赤，经量多色红质稠，有血块	心烦易怒，口干喜饮，尿黄便结，面红唇赤，舌红苔薄黄，脉滑数	清经散加益母草
	胞宫血瘀	经前或经期晚间发热，乍寒乍热，时作时止，月经量少，色褐质稠，夹有紫块，经来小腹痛剧，拒按，牵引下腰	面色暗黑有黄褐斑，失眠多梦，口干不欲饮，舌质暗红有紫斑，脉弦涩	血府逐瘀汤加牡丹皮、栀子，或桃红四物汤加牡丹皮、鳖甲
虚证	阴虚火旺	经行或经后，午后潮热，体温如常或稍有升高，经尽则退，月经超前，经量少色鲜红	两颧潮红，头晕目眩，心烦惊悸，咽干，手足心热，盗汗失眠，形体消瘦。舌红苔少，脉细数	加味地骨皮饮（《医宗金鉴》），或两地汤（《傅青主女科》）
	气虚	经行经后低热，热势不扬，劳累后尤甚，动则汗出，月经先期，量多色淡质稀	患者尤热感反畏寒，动则气短懒言，声低怯，四肢乏力，面目虚浮苍白，常易感冒，舌淡，苔白润，脉濡无力	补中益气汤
	血虚	经期、经后午后低热，时作时止，经量少色淡质稀	头面感烘热而不红，面色萎黄，唇甲淡白，头晕目昏，心悸寐差，舌质淡苔薄，脉细数弱	地黄养血汤

【临床体会】

经行发热，一般属内伤者居多，即使有外感表证，也是阴血不足的基础上，风邪乘袭而致，不可一味追求退热祛邪，必须重视月经的期、量、色的变化与发热的关系，注意发热的时间、性质及相兼症状。经期发热的治疗除辨证施治之外，要注意固护阴血。

（三）经行便血

【概述】

经期或经前出现大便下血，经后即愈，呈周期性发作，称为经行便血。

【辨证论治】

证型		主症	全身症状	方药
实证	大肠伏热	经前便血，量多色深红，其味臭秽，肛门灼热，月经超前，经量少，色紫红，质黏稠	面赤唇干，咽干口苦心烦，便干溲黄，舌红苔黄腻，脉滑数	经前用约营煎，经后用地榆槐花丸
虚证	脾肾气虚	经行便血，量多，色暗淡，味腥，大便溏泄，先便后血，经行前后不定，经血色暗淡，质稀量少	倦怠乏力，少气懒言，面色苍白，心悸寐差，纳少便溏，带下多，色白质稀，舌淡质嫩苔少，脉细无力	经前用黄土汤，经后用人参归脾丸
本虚标实	肾虚血瘀	行经前一日大便出血，血色暗，下腹疼痛拒按，经行提前而量少，经色暗夹血块	肢倦神疲，面色无华而暗，食少便溏，舌淡暗或有齿痕，脉弦涩	经前用顺经两安汤，经后用桃红四物汤

（续　表）

证　型		主　症	全身症状	方　药
本虚标实	阴虚血热	经期便血，血量不多，点滴而下，血色深红，经量少而色深	头晕目眩，五心烦热，盗汗，腰酸腿软，舌红少苔，脉象细数	大补阴丸加生地黄、白芍、沙参、牡丹皮、槐花、地榆、荆芥、乌梅；经后用知柏地黄丸

【临床体会】

首先，应排除痔疮、肛裂或肠道疾病。痔疮或溃疡性结肠炎等肛肠疾病，经期也可能偶有便血情况，但非每月必见，不具有周期性，因而不属于经行便血的范畴。其次，子宫内膜异位症，若侵入到膀胱与直肠黏膜，月经来时异位的子宫内膜出血也可引起小便血性和大便带血，故妇科检查也是必要的。

治疗室，经前方用于治标，止大便下血，从经前 5 天始服，至经期第 2 天停药。经后方用于治本，经净后连续服 7～10 天，可用浓缩粉或丸药。

经行便血的患者，应少吃辛辣刺激食物，忌烟忌酒，同时避免过度疲劳和紧张。

（四）经行口糜

【概述】

伴随月经周期反复发作的口舌糜烂、口舌生疮，经后渐愈。

【辨证论治】

证型		主症	全身症状	方药
实证	心肝郁火	每于经前10天左右即出现口腔糜烂，疼痛难忍，持续至经后4～5天方愈，反复发作。月经先期，经行小腹胀痛，经色红量多，质稠夹血块	经前乳房胸胁胀痛，烦躁易怒，难入眠，口苦咽干，便干尿黄，舌尖红，苔薄黄，脉弦数	丹栀逍遥散合五味消毒饮加减
	血瘀	经前及经期口腔溃疡，疼痛剧烈，溃疡面呈淡灰白色，有发展快、愈合慢之特点，反复多年，经来小腹疼痛，经量色紫暗，有血块	口干苦，口臭，便秘，心烦易怒，舌深红有瘀斑，舌下静脉充盈，脉弦细涩	血府逐瘀汤加生蒲黄、生白术、生大黄
	胃热熏蒸	经前1周出现口疮，溃疡不规则较表浅，呈黄白色，牙龈红肿热痛剧烈，经量多色鲜红质稠，口疮常迁延至经后4～5天方愈，月经量多，色深红质稠	面部痤疮肿痛，口臭口渴喜饮，心胸烦热，大便溏臭或便结，小便黄，舌红肿大，苔黄腻，脉滑数有力	清胃散加味（《兰室秘藏》），生地黄、当归身、黄连各6g，牡丹皮、升麻各9g，加生石膏30g，麦冬、知母各10g，怀牛膝、熟大黄各5g。外用口疮散，煅石膏、黄连、五倍子、硼砂、儿茶、青黛各5g，冰片2g
虚证	阴虚火旺	经前数天口腔黏膜及舌尖边侧出现多个淡红色小溃疡点，形如绿豆大小，疼痛，牙龈疼痛出血，甚则进食困难，经净后2～3天溃疡点不药而愈，月经先期，经色红量少质稠	牙龈虚浮肿痛，咀嚼无力，咽干不喜饮，半夜烦热不欲盖被，心烦难眠，下肢多动，尿黄，舌质红苔少，脉细数	二地芩连饮，生地黄、紫草、熟地黄各20g，山茱萸、白芍、女贞子各15g，黄芩、知母、当归各10g，牡蛎（先煎）40g，黄连3.5g，炮附子3g，生甘草5g

（续　表）

证　型		主　症	全身症状	方　药
虚证	血虚	经期常发生在口唇、舌根、两颊部，溃疡面常呈灰白色，周围轻微红肿，此愈彼起，绵延不断。愈后无痕迹，伴溃疡处疼痛难忍。月经延迟，经量少色浅质稀	头晕神疲乏力，纳食不下，心悸，夜寐不安，舌质淡红苔薄，脉濡	四物汤加知母、黄柏、牡丹皮、肉桂

【临床体会】

伴随经期而反复发作的口舌糜烂，常属虚实相杂，水不济火之证，既有心、肝、胃火热上冲的实火，又有肝肾阴虚，阴虚阳亢的虚火。若单纯用苦寒清热泻火之剂，难获良效；常需用补泻兼施，标本兼顾之法；滋阴补肾以培本，清热泻火以治标，选用玉女煎、清胃散、二地芩连汤等清热养阴，常能获效。经期口疮必需调经，治经必治血，治血不忘肝，四物汤、丹栀逍遥散加减也是常用之选。初病在经，久病入络，口疮日久，必有瘀血，活血化瘀之品，如血府逐瘀汤、桃红四物汤，可助顽固口疮痊愈，还可内外并治，外治用青黛粉涂患处。

经期口疮，病情缠绵，反复发作而难愈，治疗要有耐心，获效后应坚持服药。临床观察，一般需连续服药 3 个月经周期，才能明显降少复发。

经期女性要自我调节，保证充足睡眠、丰富的营养及放松的心情，不吃或少吃刺激性食物，多吃水果蔬菜、多饮水，能降低其发病频率。

（五）经行不寐

【概述】

平时睡眠正常，每值经前、经期则失眠，甚至通宵不寐，经后又恢复正常。

【辨证论治】

证型		主症	全身症状	方药
实证	肝郁化火	经前心烦多思虑，辗转难入眠，睡后噩梦纷扰，常于噩梦中惊醒，甚至吓出冷汗，严重者彻夜不眠。月经先期，量多色暗红，有血块	乳房胀、乳头痛痒，心烦易怒，口苦咽干，胸闷胁胀，叹息稍舒，心下拘急，大便秘结，舌红苔薄黄，脉弦数	大柴胡汤加首乌藤15g，琥珀10g，黄连3g，每日1剂，经前5～7天开始服药，连服5～7剂
	痰热内扰	经前入睡难，醒后仍感疲乏，坚信自己没睡着，而同房的人反馈其一直在打呼噜，白天发困，昏昏欲睡，月经不调，经行不畅，经量少色暗质稠	体肥胖，身重着，头重如裹，胃脘胀闷，晨起恶心，咯吐黏痰，心烦懊侬，带下多如涕状，舌体胖大，苔白腻，脉沉滑	柴芩黄连温胆汤加减（《三因极一病证方论》）
虚证	心阴亏虚	经前心烦，辗转难入眠，眠后不实，多梦易醒，或乍寐乍醒，月经提前，经量或多或少，色鲜红质黏稠	心情急躁而烦乱，夜寐心悸不安，口干咽燥，口舌糜烂，半夜潮热盗汗，手足心烦热，小便色深，舌红绛如草莓，无苔，脉弦细数	黄连阿胶鸡子黄汤加龙骨、牡蛎各30g，龟甲、白芍各15g，黄芩6g，阿胶（烊化兑服）、黄连各10g，鸡子黄（兑服）2个。其中阿胶隔水化开兑入，药汁稍凉时兑鸡子黄

（续　表）

证　型		主　症	全身症状	方　药
虚证	心脾两虚	经前经期失眠，夜寐多梦，一夜醒多次，月经先后期不定，量多色淡质清	清晨神疲倦怠，面色无华，或面浮肢肿。心悸怔忡，口淡无味，不思饮食，腹胀便溏，舌淡胖，苔薄，脉沉细无力	归脾汤加减。水煎服，每日1剂，经前5天开始服药，连服5～8剂
	心胆气虚	经前经行恐惧不安尤甚，终日惕惕，不能独自睡眠，入睡难，睡而不实易惊醒，醒后心慌而怕，月经量多，色红质稀	平时胆怯恐惧，遇事易惊难决断，心情抑郁，头重昏沉，活动则气短自汗，舌淡苔水滑，脉沉弦细滑	温胆汤加安神定志丸加减，党参、石菖蒲、五味子、枳实、麦冬、半夏各10g，陈皮、远志、甘草各6g，枣仁、茯神、龙骨各15g

【临床体会】

中药宜在经前5～10天服用，头煎宜在睡前2小时服。晚餐饮食宜清淡，最好进食蔬菜汤，少吃高热量食物，忌服蛋白质与油腻食物。房间内减少电子产品，睡前1～2小时停止使用电脑、手机，停止脑力劳动，每晚22—23时上床，避免兴奋过度，影响睡眠。失眠时常易胡思乱想，如遇精神创伤更为焦虑不安，不如寻找其他兴趣转移注意力，如阅读书籍、种花养鱼、手工劳动，或进行体育锻炼，练气功、瑜伽等，用于放松精神，摆脱不愉快情绪，失眠会逐渐好转。

（六）经行乳胀

【概述】

经行出现乳房作胀或乳头胀痒疼痛，甚至不能触衣，经后消失。

【辨证论治】

证型		主症	全身症状	方药
实证	肝郁气滞	经前乳房胀大，可触及结节，光滑有触痛，甚则痛不可触衣，经后缩小或消除，月经不调，经行少腹胀痛，经色暗量少夹血块	情绪抑郁，压力大，胸闷喜叹息，胁痛，性生活不协调，面长黑斑，舌红苔薄，脉弦	开郁散加瓜蒌皮、益母草、猪苓、枳壳、王不留行各15g，鸡内金12g，麦芽30g，青皮10g；或丹栀逍遥散加夏枯草、蜂房
	气滞血瘀	经前胸闷，乳房胀痛，可触及黄豆大小结节，质硬，触之痛剧，经后乳房小节未能消失，月经不调，少腹痛拒按，经量多少不一，经暗夹瘀块	舌暗红，有瘀点，脉弦沉涩	开郁散加青皮、丹参、土鳖虫、三棱、莪术、乳香、没药
	肝郁化火	经前乳房鼓胀，触之有块，乳头痛不可触，月经先期，量多色红质稠，少腹胀痛	口干口苦喜饮，烦躁易怒，带下黄稠且臭，舌红苔薄黄而糙，脉弦数	开郁散加牡丹皮、栀子、黄芩、鸡内金、夏枯草、蒲公英。如见乳腺增生，加天冬、猫爪草、王不留行、穿山甲（代）、两头尖、浙贝母

（续　表）

证　型		主　症	全身症状	方　药
实证	痰气凝结	乳内肿块形如鸡卵，坚实光滑，无明显胀痛	头晕胸闷，痰多，咽喉不利，胃纳欠佳，舌淡胖，苔薄白腻，脉沉细滑	逍遥散去柴胡、薄荷，加陈皮、半夏、南星、白芥子、僵蚕、浙贝母。或攻坚散（《古今名方》），夏枯草、玄参、生牡蛎各 30g，昆布 15g，姜半夏、海藻各 12g，青皮、陈皮各 9g，三棱、莪术各 6g
虚实相兼	肝郁肾亏	经前后胸闷乳房有块，呈小粒或团块状、片状，经前增大，经后缩小，月经初潮较迟，经行不定期，量少，小腹冷痛	婚久不孕，面生暗斑，眼眶暗黑，形寒怕冷，性欲淡漠，腰酸膝软，舌淡暗苔白，脉沉弦细，尺弱	定经汤加鹿角霜、香附
	肝郁脾虚	经前乳房肿胀，触痛明显，小腹坠胀而痛，间有小腹两侧吊痛感，经量多色淡	胸闷食欲差，泛泛欲吐，易腹泻，白带多，舌淡胖苔薄白，脉弦细	主方用柴胡疏肝散（《景岳全书》）加味，柴胡、白芍、当归、香附、枳壳、牡丹皮、甘草各 10g，丹参、玄胡、郁金、栀子、夏枯草、茯苓、白术各 15g
	胃虚痰滞	经前经期乳房胀痛或乳头痒痛，痛甚不可触衣，月经量少，色淡	胸闷痰多，食少纳呆，平素带下量多，色白稠黏，舌淡胖，苔白腻，脉缓滑	四物合二陈汤（《陈素庵妇科补解》），当归、赤芍、川芎、生地黄、陈皮、半夏、茯苓、海藻、红花、香附、牡丹皮、甘草

（续　表）

证　型		主　症	全身症状	方　药
虚证	肝肾阴虚	经前乳头胀痛而痒，月经先期，量或多或少，色深红，有紫血块	头晕痛，夜寐烦热难眠，咽干口燥不欲饮，唇舌溃破，腰膝酸痛，舌红少苔，脉弦细而数	一贯煎加减，北沙参、生地黄各20g，麦冬、当归、天冬、山茱萸、白芍、枸杞子各15g，川楝子、鸡内金各10g，麦芽、山药各30g。兼乳腺增生，加软坚散结之品，如橘核、浙贝母、夏枯草

【临床体会】

本病的临床特点是乳房胀痛随月经周期反复发作，经后逐渐消失。若乳房有结节或肿块，经后不能消失者，需排除乳腺增生症或乳房恶性病变，应定期检查，及早防治。

中医学认为女性经前乳房胀痛、结块，兼有乳头痛痒，从经络的循行来看，乳房属胃，乳头属肝。治以疏肝理气活血，和胃豁痰通络，其痛自除。开郁散则在逍遥散的基础上，加和胃豁痰通络药，是治疗此症的良方。经前10天乳胀开始时服药，直到经来胀痛消失后停药。如此调理3个周期，大部分可痊愈。

此外，还应注意日常保健。①保持乐观情绪，切忌发怒或生闷气。②改变饮食习惯，采用低脂高纤的饮食，如谷类（全麦）、蔬菜及豆类；低盐饮食，高盐的食物易使乳房胀大，月经来前的7～10天尤应避免；多摄取富含维生素B、维生素C、钙、镁的食物，有助于促成前列腺素E的形成，进而抑制催乳激素的产生。③经常轻轻按摩乳房，可使过量的体液再回到淋巴系统。按摩时先将肥皂液涂在乳房上，沿乳房表面旋转手指，约一个硬币大小的圆，然后用手将乳房压入再弹起，对防止乳房不适有极大的好处。④穿稳固的内衣。⑤避免服用利尿药，少喝咖啡。⑥热敷，或冷、热敷交替法，对消除乳房不适效果较好。⑦防止肥胖。

（七）经行呕吐

【概述】

经前、经期发生呕吐者，称为经行呕吐，常兼纳呆便溏，行经停止后，症状消失。

【辨证论治】

证型		主症	全身症状	方药
实证	肝胃不和	经前数日胃中嘈杂，嗳气频作，胃中时有气上冲，随即发作呕吐，初为食物，继为痰涎，吐出痰涎方觉轻松。经来小腹拘急疼痛，经行不畅，经色红夹血块，经行后呕逆呕吐渐缓解	经前情志抑郁，头痛眩晕，胸胁乳胀，烦躁易怒，头晕目眩，口苦咽干，舌红，苔薄白，脉弦滑	小柴胡汤合温胆汤加减，柴胡、茯苓各 12g，党参 6g，黄芩、姜半夏、陈皮、枳实、姜竹茹各 9g，生甘草 3g
	胃热上冲	经行之际，胃中嘈杂泛酸，呕吐酸腐食物，月经先期，量多色红	心胸痞闷，口干口苦，喜饮冷水，消谷善饥，大便干结或热泻，舌红苔黄腻，或舌质红苔光剥少津，脉弦滑，或细数	山栀汤，山栀、木通各 4.5g，黄芩 3g，白术、陈皮各 6g，甘草 0.9g。水煎服，每日 1 剂，日服 2 次

（续　表）

证　型		主　症	全身症状	方　药
实证	痰饮伏胃	经行之际，呕吐痰涎，伴有胃脘痞闷，口多黏液，饮水即吐，月经错后，量少色淡	形体肥胖，头晕目眩，胸腹部胀气，舌质淡红，苔白腻，脉滑	旋覆代赭汤加味，陈皮、半夏、白术、前胡、车前子、茯苓、泽泻、厚朴、竹茹、甘草
虚证	胃寒停饮	经期呕吐清水夹少量食物，时有酸水，大便泄泻与呕吐并见。胃脘绵绵作痛，喜热恶寒，得热痛减，呕后脘腹平软，无压痛。食少腹胀。月经错后，量多色淡	平素疲倦乏力，面色苍白，气短倦卧，纳少胃脘不适，四肢不温，舌淡质嫩胖苔白，脉沉细	九仙夺命丹（《女科证治秘方》），豆豉、木香、陈皮、山楂各 3g，草果 1 个，枳壳（麸炒）、茯苓、姜制厚朴、苍术各 9g。上为末，每次 6g 姜汤调下，经前 1 周服香砂养胃丸

【临床体会】

经前呕吐，须在经前 1 周前开始服药，经行则停，连服 3 个月经周期。

（八）经行嗜睡

【概述】

每遇经行前后，或适值经期，不分昼夜，时时欲睡，呼之能醒，醒后复又欲睡者，又称周期性睡眠过多症。

【辨证论治】

证型	主症	全身症状	方药
气血不足	经行之际昏昏欲睡，尤以进餐后尤甚，经期延后，经量少色淡，或有经痛或经闭	经前注意力不集中，健忘，判断有困难，行动不协调，头晕痛，面色萎黄，嘴唇指甲暗淡，手足冰冷麻木，两眼昏花，全身乏力，抵抗力下降，少气懒言，头晕心悸，舌淡苔白，脉沉细无力	十全大补汤加减，党参、白术、茯苓、甘草、当归、白芍、熟地黄各10g，黄芪30g，肉桂、川芎各3g。经停后服，经行则停，连服3个周期
脾虚湿困	经行之际困倦，头重如裹，四肢沉重，昏昏嗜睡，不欲起床，经期迟，经质稀量多，白带清稀量多	多形体肥胖，经前体重增加并有浮肿，尤其是晨起手指发胀，下午则下肢肿胀，甚或全身肿胀。胃脘满闷，恶心欲吐，口黏不渴，便溏，舌淡胖，苔白腻，脉濡缓	经前1周服用太无神术散，经后服用参苓白术散
肾精亏损	经行精力不支，倦怠善眠难起身，月经延后，小腹痛，经量偏少，色暗	多见于月经超龄未至，或初潮较迟，或频繁人工流产，或产育过多的女性。形寒怕冷，四肢欠温，性欲冷淡，头晕耳鸣耳聋，腰膝酸软，纳呆，大便溏，舌淡苔白，脉沉细弱	经前用苓桂术甘汤加淫羊藿、菟丝子、附子。经后用河车大造丸，紫河车30g，熟地黄24g，炒杜仲、天冬、麦冬、牛膝、龟甲各10g，黄柏6g。共研细末，炼蜜为丸，每丸重10g，早晚各服1丸。肾精亏损为患，多数病程迤逦，治疗难以朝夕获愈，长期服用，效果满意
肝气郁结，肝阴不足	经前经行哈欠不断，昏昏欲睡，经来时伴小腹痛，痛剧伴呕吐，大汗淋漓，经色鲜红，质黏稠有血块	经前精神不集中，无原因地哭泣或大怒，严重者不愿意理睬家人与朋友，卧床不起，情绪低落甚至想自杀，乳房胸胁胀痛，便秘，舌红苔黄，脉弦	经前10天用加味逍遥丸加益母草、牛膝、桃仁。经后10天，自拟加减定经汤，熟地黄、巴戟天各12g，山萸肉8g，白芍、柴胡、广木香、牡丹皮各10g，当归、淫羊藿各15g，菟丝子20g

【临床体会】

1. 加强体质锻炼。如慢走、太极拳，使血液顺畅，人体阳气充盛，利于辅助嗜睡治疗。

2. 把握睡眠规律。最好22时左右就寝，不要过度劳累，以防损伤脾阳，阳气衰惫致使嗜睡。

3. 吃清淡易消化食物，禁辛辣、生冷、油腻、难消化的食物及冷冻饮品。

4. 多喝山药粥、薏米粥等。取生山药50g，白米50g，将山药切成薄片，加生姜数片，加入白米和水适量同煮成粥，早晚食用，有健脾胃之效，治脾气不足之嗜睡最佳。形寒怕冷者可加肉桂少量，以振奋阳气。

（九）经前痤疮

【概述】

经前面部起小痘疹，高出皮肤，经后即隐退者，称为经前面部粉刺，亦称经前面部痤疮，多发生于青春期。

【辨证论治】

证型	主症	全身症状	方药
肝经郁热	经前面颊两侧连及颈项，粉刺明显增多，多数是丘疹，可挤出乳白色液体，少量化脓成小脓疱，但总病灶少于30个，痒痛。月经不调，小腹拘急胀痛，有痛经，经行不畅，痛经，经量多色暗伴血块，经后痤疮好转	经前伴乳房胸胁胀痛，情绪不稳，大便干结，舌红苔黄，脉弦滑数	丹栀逍遥散加减，牡丹皮、栀子、山楂、苏梗、黄芩各10g，当归、生地黄、茯苓、白术各12g，益母草、紫花地丁各15g，白花蛇舌草30g，蒲公英20g

（续 表）

证 型	主 症	全身症状	方 药
肺胃郁热	经前前额、鼻部周围长丘疹，状如粟米，可挤出白粉色油状物，疮顶可见黑头，丘疹与脓疱量较多，30～50个，鼻部附近皮肤油滑光亮	口干喜饮，口鼻干燥，大便干结，尿黄，舌红苔黄腻，脉滑数	枇杷清肺饮加减，黄芩、紫花地丁、桑叶各10g，生地黄、地骨皮、金银花、蒲公英各15g，枇杷叶、赤芍、牡丹皮各12g，鱼腥草20g
热毒蕴结	经前痤疮加重，面部散在米粒大丘疹，顶端常有小脓疱，周围常有红晕，自觉疼痛，严重时红肿热痛，此起彼伏，反复不断，脓疮消退后留有瘢痕，但结节不多，皮肤出油较多，月经先期，量多色鲜红质稠	平素喜食油腻甜品，少进蔬菜，便秘或溏臭尿赤，舌红苔干燥，脉实数有力	大柴胡汤合五味消毒饮加减
血热痰结瘀滞	颜面两颊散发红色丘疹，大多呈囊肿与结节状，瘢痕紫暗，局部压痛明显，以口鼻及两眉间为多，面部潮热，遇热及情绪激动加重，面色晦暗有黄褐斑，经前经来加重，经后结节与瘢痕不全消退，月经先期，痛经，量多色红有血块	手足心热，咽干渴饮不多，便结尿赤，舌深红有瘀斑，脉滑数	桂枝茯苓丸加凉血消风散加减

【临床体会】

经前痤疮辨证要点：①辨疹疮，从丘疹、结节、囊肿的性状和数量，与皮肤炎症程度来判断病位、病性与预后。②辨月经，从经期、量、色、质、痛、带下等方面来分辨“郁”“热”“瘀”“湿”“痰”的不同病性，以及处于肝、肺、胃、血的不同病位。③便秘，要分清是肺胃热盛便秘，还是大肠津液亏损的便秘，从而辨别实火还是虚火。

一般从经前 7～14 天开始治疗，经来则停药，连续治疗 3 个月经周期。急性炎症阶段可外用痤疮敷料湿敷面部，槐花、黄柏、蒲公英、马齿苋、芫花、荷叶、白蔹，以上研末，每次 20g，煮水湿敷，每次 30min。

（十）经行吐衄

【概述】

每逢经期前后，有规律地、周期性地发生吐血、衄血，或眼耳出血者，多数患者伴有月经量减少，甚至经闭不行，行经正常后吐衄自行停止。

【辨证论治】

证型		主症	全身症状	方药
实证	肝郁化火	每于经前或经期发生吐衄，血量多，色鲜红，经行先期，少腹胀痛，经来涩滞，经量少色红，多瘀块	头晕目眩，口苦咽干，烦躁易怒，失眠，胸胁及乳房胀痛，舌质红，舌苔黄，脉弦数	夏氏倒经汤，丹参、牛膝、泽兰、茺蔚子、炒牡丹皮、归尾、制香附、茅针花、荆芥炭、炒山栀、竹茹。胸闷气短者，可加醋炒柴胡；大便秘结者加大黄；小腹冷痛，经量甚少，加肉桂
	胃火血热	经前或经期发生吐衄，吐血量多，色暗红，夹杂食物，经行先期，经量多质黏色红紫	便干溲黄，口渴喜冷饮，口苦口臭，口疮肿痛，舌红苔黄，脉洪数	倒经汤加减，生地黄、白茅根各 30g，白芍、黄芩、栀子、牡丹皮、怀牛膝、知母各 10g，鸡血藤、沙参、麦冬、益母草各 15g，石膏 20g；泻心汤加牛膝、生地黄、白茅根

（续 表）

证型		主 症	全身症状	方 药
实证	肺经郁热	经来鼻衄，血色紫红，月经先期，经量少，甚则点滴而下	头晕耳鸣烦躁，口苦，面色潮红，舌淡红，苔薄黄，脉细弦	滋肺阴降逆汤，半夏6g，生地黄、玉竹、白茅根各20g，北沙参、麦冬、竹茹各15g，枇杷叶、旋覆花、川牛膝、茺蔚子各10g，墨旱莲30g；泻白散加牡丹皮、白芍、夏枯草、藕节、柴胡
虚证	肺肾阴虚，肝火上逆	月经来潮之前或行经之中喉痒咳嗽，咯血，鼻衄，量多色鲜红，月经先期，量少，或闭经	心烦难寐，头晕耳鸣，咽干鼻燥，干咳音哑，午后潮热，颧赤盗汗，舌红，少苔，脉弦细数	夏氏补肾降逆汤，归身、白芍、生地黄、山药、女贞子、牡丹皮、茯苓、紫河车、怀牛膝、茜草根、牡蛎，可酌加川续断、菟丝子。头痛耳鸣用知柏地黄汤加牛膝10g，桑叶、墨旱莲、沙参、益母草各15g
	脾不统血	经期或经后口鼻少量出血，色淡。经行量多或崩或漏，色淡质清稀	带下绵绵，质稀色白，面色苍白，气短懒言，食少腹胀，便溏，舌胖淡，边有齿痕，脉细弱无力	补气摄血汤（罗元恺），党参30g，炙黄芪25g，生白术20g，阿胶、血余炭各12g，艾叶15g，乌梅10g，炙甘草9g

【临床体会】

经前期血海充盈，冲气旺盛，推动血液外排而来月经，如果素体肝胃郁热，或阴血亏损，火性炎上，冲气即可携经血随火上逆，造成气逆血乱，以致经血逆行，从身体的不同部位溢出，从而出现口鼻眼等处出血。由于经血逆行，故下行经血势必减少或皆无。治疗时不能循其常理，用见血止血之法，而是本着“热者清之”“逆者平之”的原则，治以清热降逆为主，使血能宁静，下达胞宫，增加月经量，上逆的血也会自然而下。单纯止血，则经血不得畅行，反致吐衄血更甚。

倒经总以气火上逆为主，脾不统血少见。治疗时应根据不同证候，辨证用药。对因肝、肺、胃郁热引起者，宜用清火凉血，引血下行为主；因阴虚火旺所致者，宜滋阴降火凉血。用药通经活血与止血并用，不宜过于苦寒，如龙胆草、黄连之类应慎用，以免重伤气血；过燥而上行者，如川芎、细辛之类也应避免。此外，对倒经患者均需排除周期性的鼻孔流血、咯血、咳血，及肺结核咯血等病症，以免误为倒经而屡治无效或耽误病情。

1. *刘云鹏诊治经验* 经行吐衄，临床常见有三种类型，即肝火型、湿热型、脾虚型。肝火型是因肝气不舒，气机不利，气郁日久化火，肝火灼伤肺胃之络，火性炎上，导致下行之经血反而随火气上逆发为吐血。湿热型是因水湿停于体内，蕴结日久化热，湿热相搏，化火上行，肺胃络脉受伤，经血随火上行而致病。脾虚型则是由于脾脏统血功能失职，血溢脉外发生的鼻衄。

治疗宜止血，但需审证求因，随因论治，加入血分药，或径用止血养阴药，以求药性能直达血分，起到止血的作用。

临床观察，经行吐衄多见于青年女性，病多属实属热，治疗上多投以苦寒泻火药味，但实热之邪往往易于伤阴，故清热之中要顾及阴液，防其阴伤而加甘润生津之品。对于少数脾虚气弱的患者除甘温益气之外，还需佐以养血，使气血调和，则经行吐血不再复发。

2. 翁充辉诊治经验　经血随气而下行为顺，上行为逆，经血不下反上逆主要是肝经实火，瘀阻脉络，导致冲任络脉受阻，伤及上部血络，因而吐血、衄血。①肝经实火，平素性情急躁易怒，怒气伤肝，郁结化火，火热上冲而出现吐衄，经期量少，或经行不畅，或闭经等。②瘀阻脉络，由于经前腹痛或闭经，血海、胞宫受伤，致络脉不能随气下行而上逆，出现吐衄。年轻女性经前、经期，吐血、衄血往往有之，不可作为内伤虚证治疗。若作内伤论治，则犯“实实之祸”，使病症缠绵难愈。正如傅青主所云：“各经之吐血，由内伤而成。经逆而吐血，乃内溢而激之使然也，其证有绝异而其气逆则一也。”大抵经行吐衄一证因热而气逆者多，故必需平肝泻火，顺气降逆，活血化瘀，理气降逆。

3. 夏桂成诊治经验　经行吐衄之发，主要由于子宫冲任之气上逆，动乎心肝气火，犯乎口鼻之窍所致。所谓倒经者，即推此经血逆行之象，因而治法重在通达月经，清降气火，稍加轻清止血。夏氏临床以自拟倒经汤治之，收效较佳，药用丹参、牛膝、泽兰、茺蔚子、炒牡丹皮、归尾、制香附、茅针花、荆芥炭、炒山栀、竹茹等。本方从《丁甘仁医案》中治疗经行吐衄的验方化裁而来。伴有胸闷气短者，可加醋炒柴胡；大便秘结者，加大黄；小腹冷痛，经量甚少或不行者，加肉桂。服药时间以经前期为宜，经行 3 天后停服。除少数体质虚弱，脾肺不足者忌用外，一般倒经均可应用。

经行吐衄亦有因肾虚火逆而致者，如《傅青主女科》所说“妇人有经末行之前一二日，忽然腹痛而吐血，人以为此热之极也，谁知是肝气之逆乎……经逆在肾不在肝，何以随血妄行？……殊不知少阴之火急如奔马，得肝火直冲而上，其势最捷，反经为血，亦至便也”，明确指出本病的根源在于肾阴不足而火气上逆。《傅青主女科》在顺经汤中重用归、芍、熟地调治此证，乃是图本之举。夏氏根据傅氏方意，自拟补肾降逆汤，标本合治，对反复发作者有较好疗效。药用归身、白芍、熟地黄、山药、女贞子、牡丹皮、茯苓、紫河车、怀牛膝、茜草根、牡蛎，据症状可酌加川续断、菟丝子等。

子宫内膜异位于鼻腔的治疗，严重经行吐衄者，每需做鼻腔黏膜组织检验，如子宫内膜异位症则必需首先消除子宫膜异位病灶。

经前经期治疗不宜单纯应用清降止血之法，可用倒经汤加入五灵脂、茜草、血竭、蒲黄、乳香、没药等，以增强活血化瘀之功，或用滋肾降逆药加入血竭、茜草、鳖甲、土鳖虫等，以活血化瘀。前者清肝降逆化瘀并用，以治标为主，后者滋肾降逆伍以化瘀，以治本为要。两者相辅相成，因证施治疗程较长，难以速愈。

此外，考虑到鼻腔部子宫内膜异位症常受雌性激素周期性的影响而出现倒经，此种变化相似于阴阳消长，阴长则出现血瘀之象，阳旺则子宫内膜异位性瘀血正受到抑制。因此，似乎维持经间期的阳长及其旺盛的时间将是一个重要措施。个人体会，景岳毓鳞珠（人参、炒白术、茯苓、炒芍药、炒杜仲，鹿角霜、川椒、川芎、炙甘草、当归、熟地黄、菟丝子）加入血竭、三七等，在经间期服用较为适宜，但经期后至行经期由于阳长常常激动肝经之火，出现气火偏旺的证候，又需加入钩藤、山栀、炒牡丹皮、白蒺藜等清肝降逆之品，才能保证阳长的同时清泄肝经之气火，这一辨清思路是辨病与辨证相结合的产物，有待深入探索。

4. 姚寓晨诊治经验　经前或经期，经水逆行从口鼻而出，称经行吐衄。其辨治，历代多尊崇“诸逆冲上，皆属于火”而从气火立论。姚氏倡导丹溪“阴不足，阳有余”之说，主张从本着手，滋水泻火，养阴清营顺冲汤用血气火并治的方法奏功。

5. 哈荔田诊治经验　经行吐衄以未婚女青年为多见，发病多由血热气逆，经血不从冲脉下行反而上溢所致。《女科诊治秘方》说：“经不往下行，而从口鼻中出，名曰逆经。”因经行之前，相火内炽，治疗以疏肝解郁，清热凉血为主，用丹栀逍遥散加味。若因喜食辛辣，或过用温补，以致热郁肺胃，血络损伤所致者，则宜清降肺胃，凉血止血为主，用黄芩、竹茹、仙鹤草、茅根、荷叶炭、凌霄花、白薇等，或用二至丸合地骨皮饮化裁。

经行吐衄总与热迫血溢，上冲肺胃有关。鼻衄关乎肺，用黄芩、桑皮、麦冬、沙参、茅根；吐血齿衄关乎胃，用代赭石、竹茹、知母。

（十一）经行头痛

【概述】

头痛伴随月经周期反复发作，经后渐消。

【辨证论治】

证型		主症	全身症状	方药
实证	血瘀	经前头痛如锥刺样剧烈，经行不畅，疼痛加剧，经行通畅则头痛消，经量少，色暗有瘀块，小腹疼痛拒按	舌紫暗有瘀点，苔薄腻，脉弦紧	通窍活血汤加白芷、蔓荆子
	肝火	经前1～2天，一侧眼眶周围及颞部胀痛、搏动感及眼球跳出感，经前乳房、两胁胀痛，伴恶心呕吐，午后或入夜加重，持续数小时至数天不等，月经先期，量多色红，质黏稠有血块，经后头痛渐缓	面红身热目赤，失眠多噩梦，口苦口臭，耳痛，便秘尿黄，舌红苔黄，脉弦数有力	经前服丹栀逍遥散加夏枯草、钩藤、白蒺藜、苦丁茶、小蓟；甚者龙胆泻肝汤加苦丁茶、水牛角
	肝郁痰湿	经前、经期头沉重而痛，如戴头盔，甚至晕眩，站立不稳欲倒，伴恶心呕吐涎沫，经量少，色淡夹黏液	面色苍白，形体肥胖，有浮肿或浮肿感，胸闷恶心欲吐，咽部痰黏难咯，便溏，带下黏稠，舌淡胖齿痕，苔白腻，脉濡滑	经前期用半夏白术天麻散加减，法半夏、橘红、厚朴、石菖蒲各10g，白术、天麻、佩兰、蔓荆子、丹参、紫苏梗各15g，茯苓20g，每日1剂，水煎服
本虚标实	肾阴虚，肝阳亢	经前头痛，后枕牵引巅顶紧箍感，用头巾紧束额部方觉舒适，伴腰酸，两胁胀痛，耳鸣，月经先期，量多色红或淋漓不止，经量愈多头痛愈剧	咽干不喜饮，面色潮红，手足心热，烦躁易怒，少寐多梦，夜寐潮热盗汗，心悸健忘，腰膝无力，舌红少苔，脉弦细数	经前用天麻钩藤汤加石决明、牡蛎、白蒺藜；头痛连及脑后，杞菊地黄丸加白蒺藜、白芍、桑叶、钩藤、地龙

（续　表）

证　型		主　症	全身症状	方　药
虚证	气虚	经行或经后头部空痛，时作时止，累则头痛加剧，经期延迟，量多色淡无血块	畏寒自汗，动则气短乏力，足浮，纳差，面色无华，白带量多而清稀，舌淡红，苔白，脉细软无力	益气聪明汤加鸡血藤、钩藤、藁本
	血虚	经期错后，经量少，色淡质稀，经行头隐隐作痛，痛及眼眶、眉棱，伴有头晕眼花，怕光喜静，经量多则头痛加重	面色萎黄无光泽，神疲乏力，失眠多梦，心悸时作，舌淡红，苔薄，脉细弱	加味四物汤（尤在泾《金匮翼》）加减，当归、白芍、生地黄、蔓荆子、杭菊花、枸杞子、石楠藤各 15g，何首乌 20g，川芎 10g，炙甘草 6g
	肝肾阴虚	经中或经将净则头顶痛或全头隐痛，伴头晕目眩，耳鸣，经量少而色鲜红	腰膝酸软，五心烦热，失眠盗汗，口苦咽干不喜饮，舌瘦深红少苔而干，脉弱细数，尺部沉弱	杞菊地黄汤加白蒺藜、女贞子、炙甘草各 15g，制首乌、钩藤各 20g，桑叶 10g
	肾阳虚	经行头痛绵绵，身麻		肾气丸加鹿角霜、天麻四物汤

【临床体会】

经行、经前头痛多属实证，肝阳偏亢。经后头痛多属虚证，常见阴阳两虚，其痛在脑后，脑后为督脉所过，证属肝肾两亏。

经期来潮前后，妇女常有烦躁不安，或抑郁寡欢，默默欲哭等情绪变化，属肝气郁结。若兼有口苦口臭，口舌生疮的热象，则为肝气郁结化火，称为肝火。若上部头痛头晕目眩耳鸣，腰膝等下肢虚弱无力，则为肝阳上亢肾虚。若经期头痛久治不愈，痛处固定而剧烈，则为肝气滞血瘀。若头痛伴恶心欲吐及肿胀，则为肝郁痰湿；另有经后头部隐痛空痛，常为气虚、肝血虚或肝肾阴虚所致。

班秀文认为，妇女以血为本，经血多则易虚，常见血虚、气虚、阴虚等导致经行头痛。因此，不论实证或虚证，都应加用四物汤理血养血止痛，头痛喜用白蒺藜，能平肝潜阳，又能疏肝解郁，与滋阴药同用能柔肝，与解郁药同用则加强疏解之力，用于肝阳上亢而头痛。桑叶能疏风解热又能滋肾阴，加入滋阴药中用于阴虚阳亢的头晕耳鸣目眩。

经期头痛辨证以肝为主，病因多见由风、瘀、虚、痰四者之一，更常见杂而发病，治疗应兼而顾之。每次临经头痛剧烈，患者痛苦异常，凡不能忍，急则治标。

第一阶段，以平肝潜阳为主，抑制其上扰之势，以缓解头痛。处方用天麻钩藤饮加减，使偏亢的肝阳得以下降。

第二阶段，肝阳头痛稍减，但肝郁不舒，乳胀症状显著，采用疏肝化郁法，酌加平肝潜阳为辅，合欢皮入厥阴，香附、郁金、橘叶、橘核等疏通经络气滞，使胸胁部肝经气血得以恢复正常运行，以解除胸胁闷胀及乳部作胀的症状，再用钩藤、石决明、青蒿、夏枯草等平肝潜阳，免其复燃。

第三阶段，调治后肝部症状好转，肾水亏损情况存在，治以滋水养血，治其根本，用治子益其母的方法，调补肝肾为主，用山萸肉、女贞子、熟地黄等滋补肾阴，当归、川芎、芍药等调经养血，钩藤等潜阳平肝，术、苓健脾胃，益中宫。

附：夏桂成诊治经验

经行头痛虽有肝火、血瘀、血虚三者，但临床最常见的是肝火证型，常伴有血瘀、痰湿，而根本上又与阴血不足分不开。

在辨证上，要辨别头痛的部位。两侧头痛，大多是肝经郁火，前额疼痛属于气火旺夹痰者多，亦有属于血瘀者。后脑痛，风湿多见，常或与肾虚血瘀有关。巅顶作痛，风火证、血瘀证居多，也有少数头痛属阳虚血寒者。

疼痛的性质也是辨证的重要内容。跳痛、胀痛、刺痛，一般均属风火证，也有属于血瘀证者。收缩性疼痛剧烈，属于血瘀、血寒者多。绵绵隐痛、晕痛，归属于虚证。

还应结合辨病，如脑部血管神经痛者，肝经郁火，风阳偏多；血管水肿者，证夹痰湿，应加利尿药；血压高者，乃属肝阳。

治疗方面，对肝火头痛应清肝泻火，龙胆草、夏枯草、钩藤、羚羊角为必用之品。血压偏高，肝阳上亢者，尤当结合平肝潜阳，如珍珠母、牡蛎、石决明、罗布麻、白蒺藜等在所必用，但不能忽略调经，对月经量偏少者，需用泽兰、丹参、茺蔚子、月季花、川牛膝等调经之品。

月经量多者需用炙龟甲、女贞子、墨旱莲、大蓟、小蓟、茜草炭等固经摄血之品。经净之后，头痛缓解，亦当从滋水涵木论治，宜常服杞菊地黄丸（汤）。脾胃薄弱，应兼顾脾胃。属血瘀性头痛者，常与经行不畅或经行量少有关，除经期活血化瘀缓解疼痛外，主要还在于调经下行，结合运用菟怀汤、泽兰叶汤一类方药，以促经行通畅。有时尚须加入肉桂、艾叶之类温运之，务使月经排泄顺利，才能缓解头痛。此外，尚需注意夹痰湿者，即经期脑血管水肿，头部胀痛剧烈，面浮尿少者，当在清火、化瘀的前提下，加入一定量的利尿药，如车前子、泽泻、瞿麦等，才能有效止痛。

（十二）经行身痛

【概述】

每于经前经行则遍身关节肌肉疼痛、麻痹，经后消失，周期性发作。

【辨证论治】

<table>
<tr><th colspan="2">证 型</th><th>主 症</th><th>全身症状</th><th>方 药</th></tr>
<tr><td>虚证</td><td>血虚</td><td>经行或经后，遍身酸痛麻木，肢体关节拘急，肌肉肢体麻沉重疼痛，绵绵不休，经量少色淡，小腹隐痛</td><td>有崩漏或产后失养史，伴有面色苍白或萎黄，头晕眼花，神疲乏力，气短懒言，心悸失眠，舌淡红，苔薄，脉虚细无力</td><td>圣愈汤加鸡血藤20g，桂枝、香附、延胡索、紫丹参、炙甘草、大枣各15g</td></tr>
<tr><td rowspan="3">实证</td><td>寒湿阻络</td><td>经行遍身骨节沉重酸痛，尤以肩背部为甚，腰背部发凉，经行不畅，小腹下坠冷痛，喜热敷，经量少，色暗</td><td>久居寒湿之地，经期产后游泳、淋雨受寒，身沉重，困倦乏力，头晕，平素带下量多，舌淡红，苔白厚，脉细沉紧</td><td>当归四逆加吴茰生姜汤，当归、芍药、桂枝、细辛各4.5g，生姜（切）12.5g，吴茱萸14g，甘草（炙）、通草各3g，大枣（擘）3个</td></tr>
<tr><td>血瘀</td><td>经前后身先痛，痛在肌肉、关节、腰膝，全身刺痛，憋胀难忍，手足麻痹，经行不畅，少腹拘急疼痛，经量少，甚至点滴而至，经色紫暗有血块</td><td>舌质暗有瘀斑，苔薄腻，脉沉涩</td><td>身痛逐瘀汤</td></tr>
<tr><td>气滞</td><td>经行身痛，面色带青，怕冷发热，无汗，项强，后背沉，头胀而痛</td><td>胸闷泛恶，便泄不畅，苔薄白，脉浮弦</td><td>乌药顺气散，或养血去痛汤</td></tr>
</table>

（续　表）

证型		主症	全身症状	方药
经期外感	外感表实	经期感冒，经行前后，发热恶寒，无汗，后颈肩背、腰部拘急疼痛，活动障碍	舌淡苔薄白，脉浮细而紧	荆防败毒散合桂枝茯苓丸加减
	外感表虚	经期感冒，发热恶风有汗，经行遍身骨节疼痛，痛处游走不定，或疼痛剧烈，宛如针刺，或肢体关节肿胀、麻木、重着，经来不畅，少腹隐痛凉痛，经量多色淡质清	舌淡，苔薄白，脉浮细而缓	独活寄生汤

【临床体会】

素体阴血不足，经期下血过多，则血更虚，筋脉失养。同时经行情绪波动，忧郁，造成筋肉拘急，两者相兼而致经期或行经前全身肌肉麻木酸痛。气虚、血虚行经，腠理虚空，风、寒、湿邪易侵袭肌表，造成身痛。

经行身痛的治疗，要注意养血调经，治疗常在四物汤的基础上，随症加减，补气和营，或温阳通络，活血通络，或疏风散寒等法来止经期身痛。

（十三）经行情志异常

【概述】

经行情志异常，轻证为经前紧张综合征，重证则为周期性精神病。

按月呈周期性发作的精神病，多在青春发育期起病，每在月经来潮前2周开始情绪不佳，随后出现精神异常，或表现为精神异常兴奋，或出现呆滞少语等，严重者出现妄想幻觉，然而一旦月经来潮，病情霍然痊愈。

每月按期发作，十分规则，发病突然，结束迅速。每次发作持续1周左右，症状相似。在缓解期具有充分的自知力，迫切要求治疗和预防复发，但到下一周期又自然发病。抗精神病药物或电休克治疗均无明显疗效。

【辨证论治】

证型		主症	全身症状	方药	针灸
虚证	心血不足	月经前1～2天开始情绪低落，精神恍惚，心烦意乱，无故悲伤欲哭，神情呆痴，目光无神，凝视地面，少瞬不眨，时喃喃自语，时沉默少语，月经延后，经量少色淡质稀，经后正常	长期失眠，神疲乏力，面色不华，头身疼痛麻木，心悸气短，肌肤枯燥，频发风疹，瘙痒，胃口差，舌淡红苔薄，脉细弱	甘麦大枣汤合归脾汤加减	神门、百会、三阴交；心血不足加心俞、脾俞；肝气郁结加太冲、内关；痰火内扰加劳宫、丰隆耳针心、皮质下、枕、额、脑干；情志障碍加神门、肝；智能障碍加缘中、肾上腺、对屏尖；意识障碍加肝、肾、胃；行为障碍加神门、肝、内分泌；拒食加胃、脾、胰、胆

（续 表）

证型		主症	全身症状	方药	针灸
实证	肝经郁热	经前烦躁易怒，经来无故哭闹，捶胸蹬足，以头撞墙，或在地上打滚，语无伦次，毁物自伤，或抑郁不乐，月经先期，量多色深红，经后转趋平静	头晕目眩，口苦咽干，胸胁胀满，不思饮食，大便秘结，舌红苔黄，脉弦数	清热镇惊汤（《医宗金鉴·妇科心法要诀》）	
	气滞血瘀	经前数天起，彻夜难眠，头痛，继则兴奋躁动，妄想，幻觉非常显著，烦扰不安，恼怒多言，妄见妄闻，思维离奇，行为紊乱，甚至语无伦次，毁物自伤，哭喊呼叫，惊恐不宁，月经行后，始渐平静，并自觉羞惭，经来腹部绞痛难忍，经行不畅，经色紫暗多血块	面部多黄褐斑，目眶青黑，经前经期头身疼痛剧烈，或经行发热，腹痛或肢体肿胀不适，舌青紫有瘀点，脉沉涩	黄连温胆汤合血府逐瘀汤、黛蛤散、桃核承气汤，龙骨、牡蛎各30g，竹沥、半夏、黄芩、桃仁、红花、甘草各9g，丹参、牡丹皮、赤芍、柴胡、香附、青皮、陈皮、酒大黄各15g。每日1剂，连服7～10天；钩藤、生石膏各25g，石菖蒲5g，胆南星、黄柏各10g，每日1剂，水煎2次	

（续 表）

证 型		主 症	全身症状	方 药	针 灸
实证	痰火上扰	经前数天起，烦躁暴怒，不能自制，甚而狂躁不安，打骂家人，患者表现情绪激昂，言语零乱，短暂幻觉妄想，盲目奔跑或伤人毁物，一般持续3～5日，月经行后始渐平静而愈，并自觉羞惭，月经先期，量多色红	面红目赤，平素心胸烦闷，咽干口苦，失眠少食，大便秘结，白带量多，气味秽恶，舌红苔黄厚腻，脉弦滑数	黄连温胆汤加生铁落饮（《医学心悟》），半夏、竹茹、黄连、橘红、天竺黄各10g，郁金、麦冬各12g，生龙骨15g，生大黄、生甘草各6g	
	肝郁痰结	经前神情异常，或离家出走，到处游荡，或表情幼稚，答非所问，或答案近似而不正确，有时幻觉有人拿刀追杀，夜寐噩梦惊醒，不敢入眠，月经失调，经行不畅，小腹胀痛，经量少色暗红质黏腻	经前失眠，不欲进食，经前乳房胀痛，善叹息，沉默寡言，胸胁苦满，或头胀痛，或肢体肿胀，舌边尖红苔白腻，脉弦滑	丹栀逍遥散合黄连温胆汤加减。抑郁寡言者，加首乌藤10g，佛手片、藿香各9g；肝郁化火，急躁易怒或狂躁不安者，加牡丹皮、生山栀、细木通各9g，灯心草3札、煅龙齿（先煎）15g，活磁石（先煎）30g，去白术；经行不畅者，加牛膝10g，益母草12g	

（续 表）

证型		主症	全身症状	方药	针灸
实证	痰蒙心窍	经前嗜睡、昏睡不起，有时突然昏倒，呼之不应，推之不动，多疑猜测多自责，心情不佳，苦恼忧伤到悲观绝望，高兴不起来，兴趣丧失，自我评价低，严重者出现自杀观念和行为，病情呈昼重夜轻的节律变化，经后渐趋平静，一如常时。月经量少色暗，质黏腻	形体肥胖，全身沉重，头晕如裹，喉间黏痰难咯，胸闷嗳气呃逆，苔薄腻，舌胖，脉滑	苍附导痰汤，苍术、香附、制南星各 10g，陈皮 6g，茯苓、首乌藤各 15g，制半夏、紫丹参各 12g，石菖蒲 9g，炙甘草 3g，生姜 3 片，灯心草 3 札，生龙齿（先煎）20g，灵磁石（先煎）30g。痰多色黄，苔黄腻者，加天竺黄、黄芩各 10g（或猴枣散 1g 吞服），川连 1.5g；痰多色白，苔白腻者，加白芥子、桔梗各 9g，制半夏 12g；大便秘结者，加生大黄（后下）5g，青礞石 12g	

【临床体会】

中医治疗月经周期性精神病有很好的疗效，临床上不少女性每在月经来潮前 1～2 周起有情绪不佳，焦虑烦躁等经前紧张综合征现象。部分情况更为严重，甚至出现妄想幻觉的精神失常现象，一旦月经来潮，病情霍然痊愈，下个月又复如此。

月经周期性精神病多在青春发育期起病，可分精神兴奋型与抑郁型两类。兴奋型表现为言语增多，情绪高涨，奔跑叫喊等；抑郁型则出现意识障碍，有片断零碎的幻觉，呆滞少语，甚至木僵。患者发作后常遗忘，发作前有短暂的前驱症状，常见为失眠，或嗜睡，头晕痛，食欲改变，情绪不稳定等，发病时间均于经前数天开始，经过1～2周好转，绝无月经周期前半期起病者。同一患者的前驱症状与月经关系均表现一致。

周期性精神病属中医经期癫狂证，表现为抑郁状态称癫，表现为兴奋状态称狂。病因以气、痰为主。患者平素情志抑郁，肝气郁结化火，痰蒙心窍，神明被扰而发癫、狂。经期癫狂的发生，与女性气有余，血不足的生理特点有关，经将来血聚子宫，肝血相对不足，肝阳相对上亢，一旦有外界因素刺激，常导致肝气夹痰上逆，扰动心神，引起发病。

此病无论虚实，治疗标则以疏肝解郁化痰为原则，小柴胡汤、加味逍遥散、温胆汤等均是常选方剂，如有痰热则用清热泻火豁痰，加黄连；如痰湿则用和胃理气化痰，苍附导痰汤；有瘀血则用活血化瘀的血府逐瘀汤加减。从经净后开始服用，需通过3～6个周期治疗，待病情稳定后再以丹栀逍遥散、八珍益母丸或甘麦大枣汤调理，以恢复脏腑功能以治本。

（十四）经行浮肿

【概述】

每遇经行前后或正值经期出现面目及四肢浮肿，少数腹壁亦可见明显水肿，经净后自行消退。

【辨证论治】

证型		主症	全身症状	方药	针灸
虚证	脾肾阳虚	经行遍体浮肿，下肢尤甚，按之凹陷不起，经期延后，量少，经色淡暗，经净后水肿渐消退	形寒肢冷，腰部重着酸痛，小便清，小腹下坠沉重，白带清稀，舌淡胖，苔白润，脉沉细	健固汤（《傅青主女科》）合真武汤（《伤寒论》）	脾俞、肾俞、阴陵泉、章门、中脘、天枢、足三里
	脾虚湿滞	经前经期面目虚浮，手指、踝部肿胀，按之凹陷不起，经行前后不定，经量多，经色淡	神疲，食欲不振，欲呕，脘腹胀满，大便溏，口淡口腻，带下量多，色白质稀，舌淡胖，苔润，脉虚缓	当归芍药散合五皮饮。面目浮肿者，加苏叶、荆芥；下肢肿者，加木瓜、赤小豆、炒薏苡仁；气虚者加黄芪	耳穴取膀胱、肾上腺、神门、子宫、卵巢、盆腔、肾、内分泌、皮质下
实证	肝郁气滞水停	经前或经期面部及四肢浮肿，按之随手而起，无凹陷，经行不畅，两胁胀痛，少腹胀痛，经色偏暗	体形肥胖，腹胁胀闷，嗳气呃逆，腹痛则泻，泻后则舒，苔薄腻，脉沉弦细	当归芍药散合天仙藤散（《妇人大全良方》）；经验方，茯苓皮30g，桂枝、木香6g，白术、当归、川芎、泽兰各10g，木瓜15g	

（续　表）

证型		主症	全身症状	方药	针灸
实证	湿热内蕴	经前下肢肿胀，压之无凹陷，夏天尤甚。经行不畅，经量多色红而稠，经来阴部、尿道灼热涩痛	带下色黄，小便黄，大便秘，口苦而涩，心烦面红赤，舌苔黄腻，脉濡而数	红花苍柏丸加薏苡仁	
	气滞血瘀	经行面目、肢体肿胀，按之随手即起，月经错后，经行不畅，痛经，经色暗有块，量少	面唇皮肤晦滞黧黑，脘闷胁胀，善叹息，舌紫暗有瘀点，脉涩	八物汤（《济阴纲目》）加泽兰、茯苓皮	

【临床体会】

浮肿的出现和消退与月经相关，经行浮肿患者，通过基础体温测试常发现排卵后期体温上升缓慢或不规则，内膜缺乏完好的分泌期改变，有黄体功能不足的现象。由此可见，雌激素功能相对过强，从而引起细胞外液增加而水肿，常伴体重明显增加，而且由于胃肠道、盆腔充血水肿，常伴随腰痛腹胀等症状出现。

中医学认为经行浮肿，与脾、肾、肝三脏关系最为密切，常以指压凹陷不起为虚，随压随起为实或虚实夹杂。治疗时治水与治血并重，常用当归芍药散养血调经为基础，再根据辨证加用真武汤温肾利水调经，或加黄芪、五皮饮等补气利水调经，或加天仙藤散疏气活血，消肿通经。湿热水肿者，应清湿热活血以利水调经。经净后，温灸足三里以健脾益气，巩固疗效。

（十五）经行眩晕

【概述】

每于行经前 1～2 天或经期出现头晕欲倒，天旋地转，视物昏花，可伴恶心呕吐、耳鸣。

【辨证论治】

证型		主症	全身症状	方药
虚实兼夹	肝郁痰热	每于经前则头目胀痛而眩晕，伴恶心呕吐，食入则吐，月经先期，经行腹痛，量多色红，夹血块	经前胁胀，心烦，口苦口干，经后带下黏腻有异味，舌红，苔黄腻，脉弦滑细	丹栀逍遥散合温胆汤
	阴血亏虚肝阳上扰	经行头晕伴偏头痛，视物不清，月经先期，量多色鲜红	心悸耳鸣，失眠，口干咽燥，颈部拘急，舌红苔黄，脉弦细数	天麻钩藤饮合一贯煎
	痰湿中阻	经行头重而眩晕，起身时即天旋地转，如坐车船，休息减缓，经量多少不定，质黏稠	冒冷汗，呕吐痰沫，胃胀，四肢麻木无力，体形肥胖，面目浮肿，便溏，平时带下黏腻，质地清稀，舌胖大有齿痕苔白滑根微厚，脉细滑	经前苓桂术甘汤合半夏白术天麻散
虚证	中焦虚寒浊阴上逆	经行头晕，伴巅顶疼痛，呕吐清水或酸水，经来后期，小腹冷痛，经行不畅，经色暗有血块	舌淡暗，苔白滑，脉弦细	经期用吴茱萸汤，经后用温经汤
	气血两虚	行经中后期或经后，头部绵绵作痛而晕眩，下蹲起身时眼前发黑，经期延后，量少色淡质稀	面色萎黄，头重脚轻，皮肤无弹性，头发脱落，动则心悸气短，舌淡苔薄，脉细弱	归脾丸

【临床体会】

经行眩晕有虚有实，虚者多为气血虚、阴虚阳亢，实者多因痰湿郁滞、肝气上逆，但临床纯实者少，往往是虚中夹实。

经期眩晕的原因：①经期女性若经血过多，容易出现缺铁性贫血症状从而导致眩晕。②不少女性选择节食等不正确的减肥方式，常导致营养失衡，或因失衡造成贫血及身体素质较差。经期出血这一生理变化又加重发生缺铁性贫血，从而导致眩晕。③不少女性年轻有精力，加上工作压力大、劳累，又有许多社交活动，睡眠不足，经期常忽视了自己的休息。④情绪也是影响女性发生经期眩晕的重要因素。经期时女性本身就容易出现情绪低落、心情烦躁等症状，如果没有及时调整常易导致眩晕。⑤女性爱美，有时为了凸显自己的身材，不注意身体保暖，容易在经期发生痛经并伴随眩晕。

经期眩晕的预防：有规律的作息，保证充足的睡眠。工作与休闲并重，避免过度劳累。平时适度运动，保持心情舒畅。饮食三餐定时定量，切忌暴饮暴食，或过分节食，并且戒除烟酒。此外，要避免突然强力的主动或被动的头部运动。

（十六）经行泄泻

【概述】

每遇经行前后或经期大便泄泻，日行数次，经净腹泻则止，呈周期性发作。也有患者素有慢性腹泻，遇经行发作尤甚，本症一般可持续数年，不经治疗很难自愈，对身体健康有一定影响。

【辨证论治】

证　型	主　症	全身症状	方　药
脾肾阳虚	每值经期清晨腹痛水泻，泻后疲乏不堪，甚至头晕出虚汗，虚弱欲坠，经净后泻止。月经后期，经来小腹与下腰重坠绞痛，喜热喜按揉，量少色暗质稀	形寒四肢厥冷，夜尿频多，白带清稀，舌淡嫩，苔薄腻，脉细沉迟	当归四逆加吴茱萸干姜汤加白术
脾虚	经期腹胀肠鸣，急迫下泄，大便溏薄，日行数次，进食寒凉生冷食物则症状加重，月经后期，量多，色淡	平素不喜多食寒凉生冷食物，肢体常困乏沉重，倦怠嗜卧，不耐劳动，动则气短，面色萎黄，经后神疲尤甚，带下清稀，舌淡胖，苔白润滑，脉虚缓	羌活胜湿汤加味（丁光迪），白芷、升麻、葛根、苍术、白术、白芍等；经后用升阳汤，柴胡、益智仁、当归身、橘皮、升麻、甘草、红花、黄芪、白术
肝木犯脾	经前或经期出现腹痛肠鸣，痛则腹泻，大便溏薄或呈水样，泻后痛减，不久腹痛再泻，反复发作，日行数次，便后未见疲乏，反而较便前舒畅。月经净后痛停泻止，经前烦躁焦虑，月经正常或失调	精神抑郁，经前乳胀，少腹胀痛，胸胁胀闷喜太息，嗳气食少，苔薄腻，脉弦	四逆散合平胃散

【临床体会】

经行腹泻，肝郁脾虚型最为常见。患者平素体质正常，但精神紧张焦虑，经前烦躁尤为明显，腹泻前腹部拘急疼痛与急迫，泻后则痛止，虽有时反复数次，但泻后并未现疲劳乏力的虚弱状况，反而舒适放松。

经期脾虚泄泻，常因长期进食生冷蔬菜，导致脾虚湿胜，腹胀肠鸣泄泻，当用升阳益气和营活血之法。

脾肾阳虚所致的经期泄泻，清晨腹痛水泻，泻后疲乏不堪，甚至头晕出虚汗，虚弱欲坠，脾肾阳虚，阳虚寒凝，内有久寒，用当归四逆加吴茱萸温中治虚寒夹瘀的痛泻及逐寒通经。三者均应健脾，一者补气升阳健脾渗湿；一者温通脾肾之阳以逐久寒燥湿；一者疏肝理气护脾以运湿。但因是经期所致的泄泻，治疗需兼顾益气和营养血活血为其要点。

（十七）经行感冒

【概述】

每值经前、经期则出现感冒症状。

【辨证论治】

证型	主症	全身症状	方药
气血虚弱	经前1～2天出现畏寒头痛头晕，咽鼻痒，喷嚏连连，流清涕，睡眠差，视力下降，全身重着，月经量多色淡，小腹隐痛	舌淡红，苔薄黄，脉细	养血调经汤加荆芥、益母草
肝郁血虚	每于经行则感，寒热往来，头痛，全身肢节疼痛，胸胁、乳房胀痛，心烦易怒。经行前后不定，少腹胀痛，量多，经色红夹血块，经行后症减	舌红，苔薄白或薄黄，脉弦细	小柴胡汤加郁金、香附、泽兰、防风、独活、葛根各10g，益母草20g
外感风寒	经前或经期则感冒，颈部拘紧，后枕部头痛牵引前额，鼻寒，恶心欲吐，腰背部拘急疼痛，月经规律，色、量、质正常	舌淡苔薄白，脉浮缓	桂枝汤加当归10g，川芎6g
外感风热	经前或经期，恶寒发热，鼻流黏涕，头痛且胀，口渴咽痛，咳嗽，无汗，全身酸痛，手足烦热，月经前期，量多色暗红	舌红苔薄黄，脉浮数	柴胡解肌散，柴胡、黄芩、甘草、荆芥、牡丹皮、前胡、生地黄、玄参、桔梗、赤芍、苏叶、薄荷

【临床体会】

经行感冒，常因患者素体本虚，经来营血下行，卫气更虚，抗病力不足，外感邪气乘虚而入，常易在半表半里之间。且妇女以血为本，治疗经行感冒，当以养血扶正为主，佐以疏解。以柴胡汤、桂枝汤类加养血调经为治始为正法。

方药可在经前 3～5 天开始服用，至月经来潮后 1～2 天停服，如此连续治疗 3～5 个月经周期。经后根据体质选用玉屏风散、当归补血汤等补气养血和营，增强体质。此外，尚应注意经期忌食生冷，不要淋雨、涉水等，以预防感冒。

（十八）经行眼病

【概述】

行经前或经期两目红肿出血，目痛，或伴视力下降，经后逐渐消失，多伴有经量减少，甚则闭经。一旦月经通调，眼病很快消失。

【辨证论治】

证　型		主　症	全身症状	方　药
实证	肝经郁热	经前、经期两目红肿灼热刺痛，畏光流泪，牵引头部两侧与眼球胀痛跳痛，眵多黏结，经期提前，经来小腹痛，经行不畅，经量点滴而下甚或闭经	心烦易怒，头晕耳鸣，口苦咽干喜饮，乳房胸胁胀痛，舌红苔黄，脉弦数	丹栀逍遥散加减，柴胡、薄荷、菊花、青葙子、牡丹皮、栀子、赤芍、当归、生地黄、鸡血藤、黄芩、白茅根、茜草、益母草、牛膝、车前子

（续　表）

证　型		主　症	全身症状	方　药
上实下虚	肺肾阴虚，肝气上逆	经前经期两目发红，白睛溢血，色暗红，目干涩灼热，畏光流泪，不耐久视，经后两目如常，经量少色暗红，点滴难下，甚或闭经	头晕耳鸣，头面潮热，手足心热，唇红口干不喜饮，干咳、呛咳时作，舌红无苔，脉弦细数	养阴清热调经汤加减，半夏6g，生地黄、北沙参、麦冬、地骨皮各12g，牡丹皮、女贞子、百合、车前草、川牛膝、制香附各10g，墨旱莲、太子参各15g，莲子心3g

【临床体会】

此证为“倒经”“逆经”之一种类型，可参考经行吐衄篇。

（十九）经行淋证

【概述】

每逢经行或经后发生尿频、尿急、尿痛、尿血等症者，称为“经行尿感”，以育龄期女性多见，有时也见于更年期月经未绝者。

【辨证论治】

证　型	主　症	全身症状	方　药
阴虚火旺	经后小便出血，涩痛，尿色黄赤，带多色黄，口干不欲饮，面潮红盗汗，心烦失眠，腰部酸痛	舌红而干，苔少，脉细数	知柏地黄丸加四妙散

（续　表）

证　型	主　症	全身症状	方　药
湿热下注	经行、经后尿血，色深红，尿频、尿急涩痛，尿色黄赤，腰酸或痛，带多色黄秽臭，或色白，似豆渣样	舌质红，苔黄腻，脉细滑而数	八正散加减，生地黄、萹蓄、瞿麦各12g，牡丹皮、生山栀、石韦各10g，赤芍、金银花各9g，木通6g，生甘草5g。热毒盛者，加蒲公英、败酱草各15g；带多色黄者，加椿根皮12g，黄柏9g，知母10g；伴滴虫感染者，加蛇床子12g，龙胆草9g；伴霉菌感染者，加土茯苓15g，苦参9g，去瞿麦；伴尿血者，加小蓟草15g，茜草12g。 经期过后，用蛇床子30g，苦参15g，用于煎水坐浴
肝郁血瘀	每于经期反复发作小便艰涩疼痛，尿后余沥不尽，小腹及会阴部拘急疼痛及下坠感，经期先后不调，经后1～2天完全消失	舌红苔薄，脉弦细微数	化肝煎（《景岳全书》）合沉香散，加益母草、牛膝、泽兰
肾虚血瘀，湿热蕴结	每于经期前后或更年期，反复发作尿频尿急尿痛，阴道灼热而干，会阴部及肾区疼痛，但尿液、尿道检查正常	烘热畏寒盗汗时作，腰部酸痛，舌暗红有瘀斑，苔薄白腻，脉沉涩	知柏地黄汤加萆薢分清饮（《医学心悟》）加减，黄柏、生地黄、山茱萸、山药、川牛膝、益母草、泽兰、莪术、王不留行、海金沙、萆薢、枳壳、乌药

【临床体会】

经期尿道综合征，常因性生活或劳累所致。湿热下注型常伴有尿道感染，但阴虚火旺、肝郁血瘀、肾虚血瘀等型只有少数尿液培养可发现病菌，多为大肠埃希菌，且数量很少。不少患者尿检甚至完全正常，与其表现的尿频、尿急、尿痛、性交痛的急迫感，小腹下坠感等症候群不成比例。症状尽管严重，却常会迅速好转，可在1～2天内完全消失，但易反复发作。可在方中加入益母草、牛膝以活血通淋，同时重用枳壳、乌药加强膀胱逼尿肌的力量，常有良效。

（二十）经行抽搐

【概述】

经行之际，四肢拘急抽搐，或重或轻，经后即愈，与癫痫不同，每逢经期即易发生肢体抽搐，经后消失者，称经行抽搐。

【辨证论治】

证　型	主　症	全身症状	方　药
热结抽搐	经行腹痛甚，四肢抽搐，经行量少，色红夹小血块	口苦，口渴喜饮，大便干结难解，舌红苔少，脉细数	清化饮合金铃子散加凌霄花、泽兰
肝郁化火	经来烦躁易怒，头晕眩，颈背拘急，四肢拘急、痉挛、颤抖，经量多色暗红夹块	口苦咽干，胸胁乳房胀，便多秘结，舌边尖红，脉弦数	丹栀逍遥散加钩藤、益母草、珍珠母、白蒺藜
寒凝抽搐	经来腹痛剧烈，伴恶心呕吐，腰部小腿痉挛疼痛，严重时牙关紧闭，四肢抽搐，经行不畅，经血紫暗，有大血块，经行后症减	平素经期不注意下肢小腹保暖，经期常进食寒凉食物，形寒肢冷，口唇青紫，舌暗，脉沉涩	经期服血府逐瘀汤；经后服温经汤加减，当归、桂枝、吴茱萸、细辛、黄芪、白芍、防风、川芎、桑寄生、生姜、大枣

（续　表）

证　型	主　症	全身症状	方　药
肝郁血虚	经前期情绪激动，心中烦乱，呼吸急迫，双目紧闭，手足挛急，继而四肢抽搐，发作时间较长	素有焦虑症，经前情绪尤为不稳，烦躁易怒，失眠，发病后头晕，全身乏力，舌质暗红或稍淡，苔少，脉细弦	经期用甘麦大枣汤合逍遥散加枳实、丹参；经后用归脾丸
血虚	经行恶心、头晕、呼吸困难，肢体轻微挛急，手脚冰凉，没有知觉，手指抽搐成一团，掌不能舒张，伴有麻木，抽搐程度较轻，月经错后，量少色淡质稀	面色苍白，不耐疲劳，舌质淡，脉细弱或细滑无力	经期用八珍汤加磁石、龙齿；经后用十全大补丸
风痰	月经初潮痫证发病，发作均与月经周期相关，发病前头痛、头晕、呕吐、全身乏力、嗜睡、焦虑等。发作时有突然失神，持物跌落，伴局部眼睑、口角或其他肌群痉挛，接着发展为全身性肌阵挛发作，不省人事	月经前期情绪不稳，困倦乏力，学习困难，胸胁痞闷，口苦口腻，常为青春期发病，舌苔白腻，脉弦滑	方用定痫丸加胆南星、清半夏、僵蚕、钩藤

【临床体会】

本症有因经期感受寒邪或热邪（如盆腔炎症），或因痛经造成四肢拘急抽搐，或因经前精神紧张、情绪波动而引起痉挛抽搐。部分患者平素气血不足，经行则气血更亏，筋脉不得濡养，导致四肢拘急抽搐，但往往症状较轻。另有青春期癫痫，发作与经期相关。

经期抽搐的治疗，必需辨别症状，循证用药，发病治标止痉，经后治本。少用温燥之品，以免重伤阴液，筋失濡养而难愈。抽搐属肝风，治疗此类疾病不论寒热虚实，在辨证论治的基础上宜酌加息风止痉之药，如钩藤、珍珠母、白蒺藜、全蝎、蝉衣、牡蛎之类，以增疗效。

（二十一）经行风疹

【概述】

每值经行前后或经期，其四肢、躯干等处出见风团、丘疹、水疱、糜烂，或渗液，自觉瘙痒，月经结束则皮疹自然消退。

【辨证论治】

证型		主症	全身症状	方药	针灸
虚证	血虚	每于经行身发红色风疹，色红呈风团状，瘙痒难忍，搔之尤甚，入夜加剧，经后消失，反复难愈，经期量少，色淡红	皮肤干燥而枯干，有蚁行感，大便秘，头晕神疲，面色少华，久病或产后失血过史，多舌淡红，苔薄白，脉虚细数	当归饮子（《证治准绳》），若风疹发于经行外感，遇冷或风吹皮疹加重，开荆防四物汤（《医宗金鉴》）；经验方：四物汤加紫草、何首乌、鸡血藤各10g，白蒺藜15g	
实证	风热	经前、经期出疹，色红，疹块融合红色扁平团状，抓破后有渗出，遇风遇热瘙痒加重，月经提前量多，色红而质	经期常易感冒，伴身困头痛，恶风发热，口干喜饮，尿黄，舌淡红，苔薄白或薄黄，脉浮数	消风散（《外科正宗》）	后溪穴放血，曲池、足三里强刺激，不留针

（续 表）

证型		主症	全身症状	方药	针灸
实证	血热	经前或经期出疹，色鲜红，散发并迅速融合成片，皮肤灼热刺痒，抓之随起红色或紫红色条索状疹块，周身均可发生，入夜及遇热则风疹加重，月经先期，经量偏多，色红质黏稠，有小血块，经净后即愈	口渴喜饮，心烦，尿黄便结，经前胸闷烦躁，口干口苦，头昏头痛，大便艰，小便黄少，舌红，苔黄，脉弦细带数	凉血消风散加紫草、桃仁、黄柏	
实证	血瘀	经行发风疹块，皮疹色暗红，每呈块状，多见于臀部、腰部等容易受压处，块大色红，月经量少色暗有血块，经来少腹作痛拒按	眼眶周围发青发黑，面色晦暗，口唇色略紫红，舌偏暗有瘀斑，苔薄白，脉细弦涩	凉血消风散加泽兰叶、桃仁各10g，益母草15g，红花6g	
虚实相兼	冲任失调	经前皮肤瘙痒灼热，搔抓皮肤起痕，或起风团，情绪激动易出现小风团，皮疹色淡，腋窝米粒大丘疹，剧烈瘙痒或顽固性阴部瘙痒，经后消失，月经前后不定，经行胸乳胀痛，腹痛	常与妊娠、更年期关系密切，舌质红，苔薄黄，脉细弦数	加味四物消风饮，当归、生地黄、赤芍、荆芥、僵蚕、蝉蜕、川羌活、独活各15g，柴胡、苦参、防风、川芎各10g，川椒20g，薄荷5g，大枣5个	

【临床体会】

经行风疹，与妇科内分泌失调有关，需用养血、凉血、行血等法，才可望痊愈，与一般过敏性风疹治疗不同。治疗女性经期风疹，首辨虚证与实证。实证者，一为血热生风，治疗上要凉血清热息风，风疹饮子加重清热祛湿药；一为血瘀生风，风疹饮子加活血化瘀药。虚证者，一为血虚生风，当归饮子加减补血养血以疏风；一为肝肾阴血虚，风疹久治不愈，可用四物消风饮。

七、闭经

女子年逾16岁月经尚未来潮，或初潮后至40岁之前，月经停止6个月及以上者，称为闭经。以下讨论范围，应排除如下原因所致闭经：①生理性闭经，如青春期前、初潮后月经的自调节期、妊娠期、哺乳期、绝经期。②其他状况，如使用避孕药、肿瘤、生殖器官先天发育异常或后天损伤等。

中医学将闭经作为一个病证认识，西医学则认为闭经是不同疾病的一个共同症状。由于闭经原因复杂，故治疗难度及预后的差别很大。闭经的治疗目的并不仅仅在于恢复月经，而是建立或恢复正常连续自主有排卵的月经，对于育龄期有生育要求者尤为重要。因此，我试将以西医的辨病为纲进行分类，将闭经分为皮质中枢及下丘脑性闭经、垂体性闭经、卵巢性闭经、子宫性闭经等不同层次，在西医病症的基础上，根据临床症状用中医辨证的方法进行分型，以加强临床诊疗的实用性与有效性。

（一）下丘脑性闭经

此类闭经是由于下丘脑功能失调而影响垂体，进而影响卵巢功能，引起闭经。下丘脑性闭经是临床最常见的一类闭经，中医治疗常有不错的疗效。此类闭经多因精神心理因素，其次为体质与全身性疾病导致，如营养不良、贫血、过分消瘦或肥胖等，也可见于药物或其他原因造成内分泌功能异常。

【辨证论治】

证　型	主　症	全身症状	方　药
气血虚弱	经期延后，经量减少，色淡质稀薄，继而停经	长期月经过多或崩漏，或有痔疮等慢性出血史，头晕眼花，全身乏力，活动或工作后加重，动则心悸气短，食少腹泻，毛发干枯脱落，眠差多梦，舌淡苔薄，脉沉细虚数	十全大补汤加减，党参、白术、菟丝子、淫羊藿各10g，黄芪、益母草各15g，茯苓、熟地黄、香附、鸡血藤各12g，当归、木香、枣仁、柴胡、怀牛膝、赤芍各9g，陈皮、川芎各6g
脾肾阳虚	年未过40，月经后期，经色暗褐，经量很少渐至经闭，阴道干涩，分泌物甚少，初潮迟至，不孕	形寒怕冷，面色萎黄暗淡，有黄褐斑，皮肤干而粗糙，眼眶及眼袋大而色暗黑，腰痛如折，夜尿多，性欲淡漠，舌淡苔白滑，脉沉无力	经前期：牡丹皮、栀子、柴胡、赤芍、半夏、牛膝、桃仁、香附各10g，沙参、杜仲、麦冬各12g，生地黄、茯苓各20g，当归、益母草、鸡血藤、枳壳各15g 经后期：黄芪30g，党参、白芍、熟地黄、牛膝各15g，菟丝子、当归各12g，枳壳、枸杞子各10g，细辛3g
阴虚血燥	年未过40，月经先后期不定，先期量多色鲜红有少许血块，甚至崩漏，经来后期淋漓不净，拖延日久，色转紫暗，质黏稠，渐至延期或停闭	腰膝酸痛，足跟痛，阴道干涩，毛发脱落，面部蝴蝶斑，口干咽燥，烘热汗出，颧红升火，烦躁易怒，注意力、记忆力下降，精力不足，工作效力差，舌红绛有裂纹，苔少，脉细数弦	一阴煎加减，生地黄、熟地黄、白芍、地骨皮、黄柏、鳖甲（先煎）各15g，麦冬、知母、丹参各10g，炙甘草5g。虚烦少寐，心悸者加柏子仁、首乌藤各15g

（续　表）

证　型	主　症	全身症状	方　药
肝肾不足	年逾18周岁，尚未行经，或初潮后月经不规律，渐至数月不行而闭经	体质虚弱，腰酸腿软，头晕耳鸣，舌淡红苔少，脉沉弱或细涩	归肾丸加减，菟丝子、杜仲、茯苓、当归、枸杞各15g，山茱萸、山药、鸡血藤各20g，牛膝10g。阴虚火旺，潮热明显者，加地骨皮、玄参各10g，炙鳖甲（先煎）15g
气滞血瘀胞阻	既往月经正常，生活遭受重大变故与意外打击，如车祸、手术、家人去世等，月经骤停，数月未行，但有周期疼痛，胸胁胀满，少腹疼痛拒按，触之似有块物	精神抑郁或烦躁易怒，胸闷善叹息，颈背全身拘急疼痛，腹胀，嗳气呃逆吞酸，胃部拘急，口苦咽干，便秘或腹痛而泻，失眠梦多，舌紫暗有瘀点，脉沉弦涩	丹栀逍遥散与膈下逐瘀汤加减。赤芍、枳壳、延胡索各12g，乌药、巴戟天各10g，炙甘草5g，白蒺藜、八月札、青皮、橘络、麦芽、香附、淫羊藿、山茱萸、当归、川芎、桃仁、制香附、红花、牡丹皮各9g，小茴香6g
寒凝血瘀	平素月经正常，因经期、产后过食寒凉，或受寒病史，而致月经骤然停闭，数月不行	形寒肢冷，面色青白，小腹冷痛拒按，得热痛缓，带下量多色白，舌淡苔白腻，脉细沉紧	温经汤加减，吴茱萸、当归、麦冬（去心）、阿胶各9g，芍药、川芎、人参、桂枝、牡丹皮（去心）、生姜、甘草、半夏各6g。加小茴香、乌药
肝郁气结，痰湿阻络	经期延后，经量少，质黏稠，色暗，渐而停经	形体肥胖，或面浮肢肿，胸胁满闷，心烦易怒，嗳气呃逆，咽部痰黏腻，咯吐不爽，头晕心悸，尿少，或带下量多色白，舌胖大苔白腻，脉滑涩	丹栀逍遥散合桃红四物汤加减。当归、栀子、薄荷、芍药、柴胡、甘草、牡丹皮、煨姜川芎、白术、枳实、厚朴、香附、茯苓、益母草、川牛膝、桃仁、红花、菟丝子、桑寄生、淫羊藿

（续 表）

证 型	主 症	全身症状	方 药
肾虚血瘀	多次流产史，月经后期量少渐至闭经，阴道干涩，带下量少或无	小腹重着下坠疼痛，腰膝重坠，疼痛无力，头晕耳鸣，性欲淡漠，目眶黑晕，面部黄褐斑，舌淡暗苔白或少苔，脉沉细	益肾化瘀汤，淫羊藿、杜仲、菟丝子、枸杞、当归、牛膝、丹参、首乌、桃仁、红花、甘草、酸枣仁、乌药、香附

（二）厌食性经闭

【概述】

神经性厌食症以故意节食致体重减轻为特征。约85%发病于13—20岁青少年时期，而女性的患病率较男性高约10倍，患病期可长达几个月至数年不等。

患者除明显消瘦外，常表现为神经过度敏感、抑郁、焦虑不安精神心理问题。厌食症和贪食症在临床表现上常常有一定的交叉。患者几乎全部出现闭经，半数患者在治疗后体重恢复，闭经却持续存在，长期闭经时还可见生殖器萎缩，造成不孕。

【辨证论治】

证 型	主 症	全身症状	方 药
肝气郁结，脾肾阳虚	经量少质薄，经期延期渐至经闭，性欲减退	恐惧肥胖，心情抑郁少语，失眠，长期仅食用生冷蔬果，拒服主食等高热量的食物，常服减肥药、泻药，渐至进食生冷食物则恶心，反胃呕吐清涎。胃胀痛，喜温喜按，腹痛便溏，完谷不化，一日数次，形寒肢冷，消瘦，舌淡胖苔白滑，脉沉迟无力	逍遥散合四二五合方

（续　表）

证　型	主　症	全身症状	方　药
肝郁肾虚，精血不足	月经由先期量少，质稠黏，色暗，经行不畅，渐致月经数月不行	性格内向偏激，急躁易怒，对事对人常无端的挑剔，面色憔悴，失眠，睡则梦多，口干舌燥，但仅饮少量凉水润口，头晕耳鸣，两颧与面部潮红，眼干涩视力下降，四肢麻痹震颤，爪甲干枯，便干溲赤，舌尖红，苔干燥少津，脉弦细数	鳖甲养阴煎加减（《中医妇科治疗学》）
肝气郁结，痰迷心窍	过度节食减肥后，体重骤降，月经延迟而渐至数月不行，阴道干燥，白带少，性欲缺乏	青春期发育期，形体肥胖，常自卑，有强烈的减肥愿望，节食后又控制不住暴食，食后诱吐，或服减肥药、泻药。心情烦躁，喜怒无常，说谎隐瞒其进食习惯等。注意力记忆力下降，影响学习或工作，失眠，面色萎黄，头晕重，胸闷喜叹息，舌红，舌苔黄白相兼而厚腻，脉弦滑	解郁化痰通经汤（刘绍华），白芍30g，炒白术、益母草、厚朴各15g，鸡血藤、石菖蒲各12g，柴胡、半夏、香附、茯苓、枳壳、远志、琥珀、黄芩、牛膝各10g，酸枣仁、首乌藤各20g，黄连3g；进食正常，服补肾通经方（刘绍华），熟地黄、山萸肉9g，山药、桑寄生各30g，云茯苓、菟丝子、当归、枳壳、益母草各15g，杜仲、红花各12g，何首乌18g，鸡血藤、桃仁、香附各10g

（续　表）

证　型	主　症	全身症状	方　药
肝胃阴虚	过度节食后，月经减少，以致经闭	上腹胀闷隐隐作痛，嘈杂反胃，见食物则干呕或呃逆连连，嘈杂似饥饿感，进食后恶心泛泛欲吐，不欲进食，消瘦，咽干无唾沫，不喜饮水，性情急躁易怒，大便干结，小便短少，皮肤干燥，暗黄无血色，面色潮红，舌干，苔少或光剥，脉细数	沙参麦门冬汤加减，生地黄，玄参、白扁豆、甘草、乌梅、北沙参、麦冬、玉竹、益母草、牛膝等。若胃脘嘈杂不饥者，可加鸡内金、茯苓、枳实以润胃气；若脘腹胀满者，可加百合、乌药以通畅气机
肝气郁结，脾胃失和	临经期乳房、下腹胀痛拒按，月经周期由先后不定期，经量或多或少，经色暗，渐至闭经	生性偏执，恐惧肥胖，整天忧心忡忡，进食油腻辛辣则胃脘部嘈杂，撑胀疼痛，嗳气频频，呃逆泛吐酸水，进食生冷则肠鸣腹痛而溏泻，食欲不振，胸胁、乳房及小腹而重坠胀痛，舌红苔薄腻，黄白相兼，脉沉弦	解郁通经汤（刘绍华），牡丹皮、黄芩、川牛膝、栀子各10g，炒白芍20g，泽兰、炒白术、当归、香附、郁金、青皮、枳壳、厚朴、益母草各15g，茯苓25g

【临床体会】

中医治疗精神性厌食症导致闭经有很好的疗效，治则以疏肝解郁、化痰开窍为主，重在调整恢复患者的精神心理功能，再根据临床不同症状，选用调和肝胃与肝脾，或柔肝养阴，或温补脾肾以恢复食欲与消化吸收功能，最后以滋补肝肾，养血活血为法，从而恢复正常月经与排卵。

（三）肥胖性经闭

【辨证论治】

证型	主症	全身症状	方药
脾肾气虚，痰湿壅滞胞宫	身体过度肥胖，月经先后不定期，一至两个月一次，经量少色暗紫，渐至闭经，性欲淡漠，白带量多质稀	呈对称性肥胖，双下肢下午轻度凹陷水肿，眼睑时浮肿，头昏重，腰胀痛，倦怠乏力，喜卧，动则心悸气促，食欲亢进，嗜食肥甘厚味之品，口腻恶心，舌质淡红，苔薄白腻，脉濡滑沉细	陈皮、法半夏、云茯苓、山楂、苍术、川芎、香附、木香、桂枝、厚朴、淫羊藿、仙茅、巴戟天、鹿角、川续断、菟丝子、丹参
肝郁夹湿，痰湿壅盛	从小嗜食甜食及高热量食物而肥胖，月经初潮后体重日增，月经延后，经量少，渐致闭经，白带黏腻	脸呈满月型，下肢及腋下有紫纹，神疲头晕嗜睡，纳呆，自觉喉头痰黏咳吐不畅，性格执拗，易怒，常忧心忡忡，肌肤瘙痒，下肢重着胀感，舌胖，苔白腻，脉沉细弦	涤痰汤合丹栀逍遥散加减，南星、半夏、橘皮、石菖蒲、香附、大腹皮、茯苓、天仙藤、牡丹皮、赤芍、当归、丹参、川芎、鸡血藤、马鞭草、鬼箭羽、威灵仙、淫羊藿、牛膝
脾虚痰阻	腹、臀、大腿上段、肩及乳房部位脂肪积聚，生殖器官及第二性征发育不全，肥胖与闭经并见，带下颇多，色白质稠	形寒怕冷，嗜睡乏力，晨起痰涎清稀量多，恶心欲吐，头晕而重，腰脊酸楚，纳食多，便溏，脸圆身肥，面色㿠白，性欲淡漠，苔薄质润，脉滑	姜半夏、天花粉、竹茹、炒枳壳、当归、白芍、沙参、生山楂、泽兰、薏苡仁、淫羊藿、泽泻、茯苓、白术、海桐皮、苍术、桂枝、菟丝子
肝郁瘀热	形体肥胖，月经失调，经量少有紫血块	烘热口干，头痛眩晕，便艰尿赤，多毛痤疮，胸闷烦躁，舌红苔腻，脉沉弦数	祛痰化瘀软坚汤，姜半夏、茯苓、陈皮、当归、三棱、枳壳、香附各12g，海藻、昆布、制胆南星各10g，水蛭、大黄各6g

（四）药源性闭经

【概述】

长期服用抗精神病药物或其他药物引起闭经，且已排除其他病因，称为药源性闭经。

【辨证论治】

证　型	主　症	全身症状	方　药
心脑失调	服用镇静剂后闭经数月	神情恍惚，悲伤欲哭，不能自主，心中烦乱，常答非所问，言行失常，夜寐难，白天哈欠频作，或时时欲寐，舌淡红苔少，脉细微数	甘麦大枣汤加味，淮小麦 45g，大枣 7 个，炙甘草 5g，丹参、石菖蒲各 12g，茯苓 30g，远志、香附各 9g，白芍、川牛膝各 10g，半夏 6g，太子参、麦冬、益母草、鸡血藤各 15g
心肾不交	服用镇静剂后闭经	长期失眠，甚而彻夜难眠，白天神情恍惚，健忘心悸，烦躁易怒，咽干口燥而不欲饮水，潮热盗汗，腰酸膝弱，头晕耳鸣，夜尿频多，舌尖红，苔剥少苔，脉细数	黄连、肉桂各 3g，吴茱萸 6g，泽泻 15g，山楂、远志、茯苓、石菖蒲、杜仲各 9g，丹参 12g
痰气郁结	服用镇静剂后闭经数月至数年	服用西药后，或食欲旺盛，体重骤增，大便时秘时溏，神志呆滞，表情淡漠，沉默痴呆，时时太息，言语无序，或喃喃自语，多疑多虑，喜怒无常，秽洁不分，恶心多痰，胸腹胀满，形体肥胖，舌红苔腻而白，脉弦滑	逍遥散合顺气导痰汤加减，柴胡、赤芍、当归、茯苓、白术、甘草、枳实、木香、香附、半夏、陈皮、胆南星、郁金、石菖蒲、礞石（先下）、丹参、泽兰、桃仁。口臭，纳多，便秘，加黄连、大黄

（续 表）

证 型	主 症	全身症状	方 药
热毒津亏	服用镇静剂后闭经	性情急躁，时有暴怒，毁物伤人，形瘦面红，不食不眠，口苦口渴引饮，口舌生疮，心动过速，溲黄便秘，舌质红，苔黄腻苔心剥，脉弦大滑数	加减消迟汤，生石膏（先下）30～100g，磁石、生地黄、玄参、益母草、石斛、麦冬各 30g，当归、红花、川牛膝各 15g，知母、酒制大黄（后下）各 10g
气滞血瘀	服用抗精神病药物后月经失调，并逐渐量少，数月后即停经，偶尔有月经来潮，数月或数年不来月经	头晕，周身不适，语速慢，性格内向，情绪不稳，烦躁易怒，纳差，夜寐不安，两胁窜胀，时常溢乳，舌质紫暗，苔薄白，脉弦涩	舒郁调经汤或血府逐瘀汤加味，桃仁、红花、当归、川芎、赤芍、生地黄、桔梗、怀牛膝、刘寄奴、月季花、益母草各 15g，甲珠、柴胡、甘草各 10g，枳壳 20g，黄酒 2 两。服药至见红则停，以后在月经来潮前 10 天服用，以巩固疗效。溢乳加麦芽 20g
肝郁脾虚	服用镇静剂后闭经，心悸失眠健忘，时时欲寐	心情抑郁，情绪不宁，胸部满闷，胁肋胀痛，或易怒易哭，或咽中如有异物梗塞等为主，头晕，神志呆滞，恶心多痰难咯，大便溏，饮食纳呆，肌肤消瘦，四肢倦怠，体乏无力，气短懒言，闭经数年，面色皖白，舌淡红无苔，脉沉细弱	柴胡疏肝汤合温胆汤，加益母草、香附

【临床体会】

所有抗精神病药或多或少都会阻断多巴胺受体，从而影响月经，药品种类与剂量的递增，常造成药源性闭经。药物性闭经是药物毒性损伤脾胃与肝肾，无力养血行经，导致虚性闭经。同时药物毒邪，妨碍肝气的运行与血液循环的通畅，从而导致实性闭经。临床上以虚实夹杂为主，因此在治疗上要注意补气血以补虚，同时要疏肝解郁，祛痰利湿，清热解毒，活血化瘀。

（五）闭经溢乳综合征

【概述】

本病可由不同疾病引起，是以继发闭经、持续溢乳、不孕为特征的一种内分泌失调疾病，伴有血中催乳素升高与卵巢功能减退。由于此病常因脑垂体腺瘤引起，临床应注意排除，有微型瘤不易发现者或肿瘤切除术后仍闭经者，均可按中医辨证施治。中医治疗的是由于下丘脑－垂体－卵巢系统功能不全所致的闭经溢乳综合征，因垂体肿瘤引起者则不在讨论范围。

【辨证论治】

证　型	主　症	全身症状	方　药
肝郁气滞	月经后期，量少，渐致经闭，乳汁自出或挤压而出，乳房胀疼痛，量少色黄或白，常不孕	情志抑郁烦躁，胸闷喜叹息，胁部、少腹胀痛，舌红苔薄，脉弦细	逍遥散加减，柴胡、郁金、香附、白芍、当归、川芎、蒺藜、牛膝各9g，八月札、娑罗子各12g，生麦芽50g
肝火炽盛	经闭，乳汁自溢，色黄白，质稠，量较多，乳头痒痛，乳房胀痛	急躁易怒，胸胁胀痛，口苦咽干，便燥溲黄，舌红苔薄黄腻，脉细弦带数	丹栀逍遥散合桃红四物汤，加麦芽90g，香附、牛膝各10g，益母草、生地黄各15g，泽兰12g

（续 表）

证 型	主 症	全身症状	方 药
肾虚肝旺	月经稀少而闭经，乳房胀痛，乳头疼痛，乳汁自溢或挤之可出，质清稀但量少，不孕	胸闷胁胀，口干心烦，头晕耳鸣，腰膝酸软，口干咽燥，小便频数，带下质稀，性欲淡漠，舌红苔薄，脉细带数	丹栀逍遥散合二至丸，加牡丹皮、泽兰、香附、潼蒺藜、鹿角片、生麦芽、钩藤
痰瘀阻络	月经稀少渐至经闭，乳汁自溢，量少	头胀、头痛，视物不清或视野缺损，下腹胀痛拒按，形体肥胖，神疲乏力口苦涩，便秘，性冷漠，舌质紫暗，脉弦沉涩	桃红四物汤加牛膝、石菖蒲、香附各10g，益母草、昆布、牡蛎各30g。头痛者加地龙、蜣螂各10g，全蝎6g，白芷12g
气血两虚	经闭，乳汁自溢，乳汁清稀，不孕	面色不华，头晕目眩，神疲乏力，动则气短懒言，心悸，舌淡胖有齿印，脉细软	十全大补汤加黄芪、鸡血藤、补骨脂、生麦芽
阴虚胃燥	闭经时限较长，乳汁自溢或挤之有乳，乳汁色黄质浓，乳头痒	头晕目眩，面色晦暗，五心烦热，午后低热，口干喜饮，尿赤便秘，舌红苔少，脉细数	瓜石汤加减，全瓜蒌15g，石斛、生地黄、瞿麦、川牛膝各12g，玄参、麦冬、车前子、益母草各9g，黄连6g
脾肾两虚	经期错后，量少色淡，渐至闭经，乳汁自溢，乳汁清稀，乳房松软，白带量多，伴不孕	头晕腰酸，形寒怕冷，性欲减退，舌淡胖，脉弦细沉滑	五子衍宗丸加淫羊藿、川芎、巴戟天、鹿角、泽兰

【临床体会】

中医学认为，乳头属肝，乳房属胃。月经与乳汁俱为精血之所化，冲为血海，冲脉下起于胞宫，上连于乳房，胃气充养，肝气条达，冲脉之血下行胞中则为经水，上行乳房则化生乳汁。产后哺乳期间，阴血上溢为乳，月经停闭不行；断乳后，阴血下注冲脉，溢而为经则泌乳停止。

当溢乳出现于非产后、非哺乳期，并伴闭经者，常见于肝郁化热、脾虚痰阻及肾虚火旺等使经血不能下达反上溢成乳。为此辨证时应以溢出乳汁的量、色、质，以及周身伴有症状、发病时间及舌脉的变化等作为重点。治疗本病，在辨证上应抓住肾虚这一环节，兼顾他脏，是治疗本病之关键。待经通乳止后，注意选用鹿角、紫河车、龟甲、阿胶等血肉有情之品补肾以益胞脉，养血以调冲任，此为治疗本病之有效措施。

（六）多囊卵巢综合征

【概述】

本病多发生在 20—40 岁育龄期女性，绝大多数患者从初潮开始月经一直不规则，直至闭经，是妇科常见的生殖功能障碍性疾病，是因月经调节机制失调所产生的一种综合征，在妇科内分泌临床上占 20%～60%。主要表现为月经失调，排卵障碍，多毛，痤疮，肥胖，不孕，其内分泌紊乱包括高 LH/FSH 比值、高雄激素血症、高泌乳素血症、高胰岛素及胰岛素抵抗等。

【辨证论治】

证 型	主 症	全身症状	方 药
肾虚痰阻血瘀	初潮起则月经失调，经行腹痛，经量稀少或数月不行，闭经或婚久不孕，白带少而清稀	形寒怕冷，嗜睡乏力，腰脊酸楚，胸闷，性欲淡漠，面浮乏力，面部痤疮，皮肤粗糙而干，肥胖多毛，上唇及乳晕周围尤为明显，舌淡胖色暗有瘀点，苔薄腻，脉沉弦细	经净后服促卵泡汤4～6剂；排卵前服促排卵汤4剂；排卵后服促黄体汤4剂；经前服排卵汤3～5剂
肝热痰瘀互结	月经失调，经漏或闭经，不孕	经前乳房胀痛，面部痤疮，毛发浓密，皮肤粗糙，溢乳，口渴咽干，喜冷饮，便结或燥如羊屎，舌红苔薄黄，脉弦数	丹栀逍遥散合瓜石散加减，牡丹皮、栀子、柴胡、赤芍、白芍、当归、半夏、沙参、麦冬、瓜蒌、王不留行、皂角刺、露蜂房、夏枯草、生地黄、何首乌、川牛膝、益母草
脾肾两虚痰滞	初潮即月经失调，经水渐少、延后渐至经闭，常有不孕症	神疲嗜睡，畏寒肢冷，胸闷，口中痰黏，恶心欲吐，口唇、乳晕周围、外阴等处多毛，体形肥胖，脂肪积聚在腹、臀、大腿上段，面部、后背痤疮频发，带下黏稠如涕，性欲淡漠，舌淡红苔白腻，脉濡滑	桂枝茯苓丸合调经促孕丸加减，鹿茸（去毛）、淫羊藿（炙）、仙茅、菟丝子、桑寄生、覆盆子、山药、鸡血藤、续断、枸杞子、莲子（去心）、茯苓、黄芪、白芍、酸枣仁（炒）、钩藤、丹参、赤芍。经来第5天起服，连服20天

【临床体会】

中医学认为，肾气不足，肾精亏虚是多囊卵巢综合征月经异常的根本原因，肝郁脾虚是多囊卵巢综合征月经异常的重要病机，由此引起的血瘀、痰凝是不可忽视的病理产物。治疗以补肾为主，强调肾、肝、脾同调，以补肾阳药为主，配伍活血化瘀，辅助调理肝郁，健脾祛湿之品。

（七）垂体性闭经

【概述】

本病常因产后大出血引起垂体前叶组织缺氧、坏死，导致垂体功能减退，主要症状为产后无乳，闭经，贫血消瘦，毛发脱落，乳房、子宫萎缩，性欲减退，形寒怕冷，反应迟钝，心动过缓，血压降低等。中医学认为本病因产后大出血，致气随血耗，血少不能生精，而致肾精肾阳亏损，从而造成性器官萎缩，性欲减退，闭经。

【辨证论治】

证　型	主　症	全身症状	方　药
气血虚弱	产后大失血及晕厥史，产后无乳，经闭	心悸，失眠，头晕眩，少气懒言动则气短，毛发枯焦而脱，面唇苍白，爪甲枯薄开裂，肢体麻木，筋脉拘挛，肌肉颤动，皮肤干枯无光泽，形体消瘦，大便难解，舌质淡白，脉象细小或芤	八珍汤加味，黄芪 30g，党参、白术、炒白芍、熟地黄、补骨脂各 12g，当归 15g，阿胶、川芎各 9g，淫羊藿、巴戟各 10g
肾阳虚	产后大失血及晕厥史，产后无乳，经闭	形寒肢冷，精神萎靡，反应迟钝，活力低下，性欲淡漠，头发脱落，大便溏泻，小便频数，身体重着，腰膝无力，背部冷痛喜温热，面部眼睑及下肢浮肿，面色青白无光或黧黑，舌淡胖苔白滑，脉沉细迟无力	二仙温补汤加减（罗元恺），淫羊藿、仙茅、熟附子、炙甘草、人参、熟地黄、当归、黄芪、黄精、白术、肉苁蓉、菟丝子、小茴香、鹿角片、紫河车。疗程 3 个月以上

（续 表）

证 型	主 症	全身症状	方 药
血枯经闭	产后大出血后经闭，生殖器萎缩，阴道干涩，性欲减退	精神萎靡，毛发脱落，饮食减少，胃脘疼痛而喜按，周身疲困乏力，腰背酸软，面色皖白无华，日渐虚弱消瘦，两颧发赤，或午后潮热，长期低热，手足心发热，尿频而少，心烦少寐，舌淡暗苔白润，脉沉迟无力	四二五合方加黄芪、党参、紫河车、鹿茸
肝肾阴亏	产后大出血后，经闭	精力不足，不耐疲劳，缺乏自信，健忘，工作效率降低，情绪不佳，抑郁失眠，性欲减退，尿频，排尿无力，腰膝酸软，咽干口燥但饮不多，目干涩，听力衰减，白发、脱发，牙齿松动，黑眼圈，肤色晦暗无光泽，肤质粗糙，色斑，舌红少苔，脉细沉	温肾通经方加减，熟地黄 12g，当归、肉苁蓉、巴戟天、川芎、芍药、菟丝子、鹿角胶、川牛膝、紫河车、龟甲各 10g，黄芪、鸡血藤、益母草各 15g，甘草 6g

【临床体会】

中医药治疗本病有一定的特长和优势，据 32 篇文献汇总统计，共计 83 例病例分析，患者年龄最小 24 岁，最大 66 岁，以 28—40 岁居多，病程最短 3 个月，最长 20 年，以 3～5 年为多。疗程最短 35 天，最长约 1 年，一般 6 个月左右。疗效：治愈 43 人，明显好转 31 人，无效 9 人。

中医学认为本病为肾虚及奇经疾病，治疗从补肾及调奇经着手，适当加用鹿角、龟甲、阿胶、紫河车等血肉有情之品，常有促进卵巢功能恢复的功能。黄芪、仙茅、淫羊藿、菟丝子、杜仲等能提高激素水平。

（八）卵巢性闭经

【概述】

卵巢早衰是指女性在40岁以前出现卵巢功能减退的现象，由于卵巢功能衰退而出现持续性闭经，常有促性腺激素水平的上升和雌激素水平的下降。临床表现有不同程度的潮热多汗，阴道干涩，性欲下降等绝经期症状。

【辨证论治】

证型	主症	全身症状	方药
肾阳虚	年未过40，月经后期，色暗褐，经量少渐至经闭，阴道干涩，分泌甚少，不孕，白带无或极少，子宫或卵巢缩小，未见卵泡，雌二醇水平低下，卵泡刺激素升高	面色暗淡，有黄褐斑，眼眶黑，骨质疏松，腰膝疼痛，形寒怕冷，肢冷，夜尿多，性欲淡漠，乳房萎缩下垂，皮肤松弛粗糙，紧张多疑，心悸，子宫下垂，尿频，遗尿，便秘，浮肿，易疲倦，舌淡暗苔白滑，脉沉迟而弱，尺脉尤甚	右归益冲汤加减，炙黄芪、党参、淫羊藿、菟丝子、覆盆子、炒山药各15g，仙茅、巴戟天、炒当归、枸杞子、山萸肉、鹿角片（先煎）、砂仁、熟地黄各12g，淡附片、蛇床子、茺蔚子、紫河车各10g，紫石英（先煎）30g
阴虚火旺兼血虚	年未过40，因堕胎、小产、分娩或大病后，月经由后期量少而逐渐经闭，或骤然停闭阴部干涩，B超示子宫偏小，或两侧卵巢见未能发育的小卵泡或未发现卵泡	伴烘热汗出，潮热面红，口干咽燥，心烦少寐，头晕耳鸣，腰膝酸软，足后跟疼痛，尿赤便干，阴道干涩，毛发脱落，面部蝴蝶斑，舌红有裂纹，苔少，脉细数弦	二仙汤合知柏地黄汤、四物汤加减，黄柏6～9g，淫羊藿9～12g，知母、生地黄、熟地黄、巴戟天、女贞子、山萸肉、炙龟甲（先煎）、炒当归、白芍、虎杖根、怀牛膝各12g，仙茅9g，肉苁蓉、菟丝子各15g

（续　表）

证　型	主　症	全身症状	方　药
肾精虚	月经延迟量少，逐渐数月一行，最后经闭，白带极少，甚者枯燥全无	精神呆钝，健忘，头晕，耳鸣耳聋，脱发齿松，阴部干涩，功能减退，成人早衰，腰膝酸软，舌瘦，脉细无力	滋肾通经方加减，淫羊藿、川续断、鸡血藤、紫河车、紫石英、菟丝子各15g，肉苁蓉、当归、白芍、熟地黄、何首乌、阿胶、陈皮、香附各10g，川芎、砂仁各6g
肾气虚	年逾18周岁尚未行经，或初潮晚，经期延后，经量渐少，经色淡或暗，质稀，渐至经闭	体质弱小，乳房平坦，形寒怕冷，神疲不耐劳，带下甚少而清稀，性欲淡漠，大便溏，初潮延迟，或月经不规则，时痛经，舌淡苔白，脉沉细迟	加减苁蓉菟丝子丸
肾虚肝郁	月经先期，色紫暗，质稠，量先多后少，或经来后期淋漓不净，渐至经闭或子宫、卵巢偏小，带下甚少，雌二醇水平偏低，卵泡刺激素升高	闷闷不乐，胸闷叹息，急躁易怒，失眠多梦，胁腹胀痛，腰膝酸软，头晕耳鸣，性功能减退，烦热口渴欲饮，溲赤便秘，舌红绛苔黄燥，脉弦细数	益肾解郁汤加味，熟地黄、鹿角片（先煎）、枸杞子、淫羊藿、八月扎、川续断各12g，怀山药、菟丝子、制首乌各15g，柴胡6g，当归、制香附、白芍各9g，玫瑰花5g，茺蔚子10g。若胸胁胀痛，加郁金、橘叶各10g；若性欲冷淡，加蛇床子10g，阳起石（先煎）30g；若寐少心烦，加炒枣仁18g，柏子仁12g，丹参25g
气血虚弱	月经周期由延后、量少、色淡、质薄，渐至停经	面色苍白或萎黄，神疲短气，头晕心悸，失眠多梦，毛发不泽或早见白发，舌淡苔薄，脉细弱	滋血汤加紫河车

（续 表）

证 型	主 症	全身症状	方 药
阴阳俱虚	年不过 40 岁，经闭不行，时而畏寒肢冷，时而烘热汗出，交相而作	神疲倦怠，头晕耳鸣，脱发，心烦易怒，焦虑多疑，失眠，性欲低下，阴道干涩，白带量少，性交痛，腰膝酸痛，便秘或便溏，周身肿胀，体重增加，常见甲状腺功能低下，泌尿系感染。舌淡或红，苔薄，脉细弱或细弦	二仙益冲汤（罗元恺自拟）加减，仙茅、淫羊藿、巴戟天、当归、菟丝子、枸杞子、女贞子、墨旱莲各 12g，龟甲胶（烊冲）、鹿角胶（烊冲）、黄柏、知母、茺蔚子各 10g，制首乌 15g

【临床体会】

卵巢早衰的原因包括，①情绪不稳定、焦虑、有妇科疾病等，与卵巢早衰的发生密切相关。②发生卵巢早衰前一年已经出现月经异常。③吸烟及过度减肥是卵巢早衰的危险因素。保持良好的心态，多食绿叶蔬菜、水果、鱼、豆制品，经常参加体育锻炼，是卵巢早衰的保护因素。

本病病机为肾精亏虚，同时因虚至瘀，属于本虚标实证。治疗以补肾为主，辅以健脾养肝，佐以活血化瘀。临床结合四诊，按上述辨证分型早期见效明显。如选用性激素周期替代疗法为主，常见激素治疗后自然排卵恢复月经的患者极少，大部分患者出现由于外源性雌激素撤退而引起的内源性雌激素缺乏导致的闭经，相比之下，中医疗法略胜一筹。

（九）子宫性闭经

本病病因在子宫，如子宫内膜损伤及粘连、子宫内膜炎、子宫发育不全或缺如、子宫切除术、宫腔粘连、子宫内膜损坏、子宫内膜反应不良、生育期子宫萎缩、人流术刮宫过度，或感染所致宫颈—宫腔粘连综合征、子宫内膜炎、子宫内膜损伤等。

【辨证论治】

证型	主症	全身症状	方药
热结血滞	反复流产、早产，经来量少至经闭不行，周期性少腹痛，肛门坠胀，里急后重	口干喜饮，小腹灼热痛，便结溲赤，带下量多，色黄异味重，舌红苔黄腻，脉弦细数	桃红四物汤合银翘红酱解毒汤，桃仁、红花、丹参、赤芍、川芎、生地黄、熟地黄、忍冬、败酱草、土茯苓、红藤。腹痛发作时去败酱草、土茯苓，加益母草、莪术、川牛膝
肾虚血瘀	多次流产史，月经后期量少，渐至闭经，阴道干涩，带下量少或无	小腹重着疼痛，腰膝疼痛无力，头晕耳鸣，性欲淡漠，目眶黑晕，面部黄褐素，舌淡暗，苔白或少苔，脉沉细	复膜汤，熟地黄、淫羊藿、山药、覆盆子各15g，山茱萸、当归、白芍、鹿角胶、龟甲胶、仙茅各12g，菟丝子20g，五味子、枸杞子各10g，羌活4g，细辛、紫河车各3g，连服20天；蜕膜汤，益母草45g，丹参24g，穿山甲（代）、当归、香附各15g，川牛膝、川芎、桃仁、蝉蜕各12g，藏红花5g，服用4天

【临床体会】

中医学认为闭经属虚多实少，肾虚血瘀是其主要病理变化，补肾化瘀是闭经的基本治法。带少、子宫小、内膜厚度小于0.5cm、无卵泡或小卵泡不成熟者用补法，反之用活血化瘀法治疗。

月经来潮时间的判断方法：①直接观察，如子宫大小、内膜厚度、卵泡有无及大小、卵巢、子宫动脉血供指数。②间接判定，如带下量，辅助检查有宫颈黏液结晶、BBT、血激素、血液流变学等。

性激素替代或冲击治疗可缓解生殖轴功能低下所致的闭经及相关症状，对于无生育要求的患者无明显不良后效应，但对于有生育要求的患者而言，外源性性激素使用时间越长，对卵巢功能的抑制愈加明显，甚至可出现功能失用性退化，临床表现为一旦停用性激素即月经停闭。因此，对于有生育要求的闭经患者，不主张性激素治疗超过 3 个月，中医药治疗是较佳选择。

治疗闭经的注意事项如下。

1. 月经过少或月经后期都可发展为闭经，积极治愈月经过少或后期，可以减少闭经的发病率。

2. 明确闭经的病因和部位，对治疗闭经的效果与预后有一定的参考价值。如下丘脑性闭经，常由精神因素、环境改变、营养不良等引起，药物治疗预后较佳。又如由结核杆菌引起的子宫性闭经，子宫内膜已被破坏，恢复月经的可能性较小。又如用孕激素试验阳性者，预后较好。

3. 闭经伴不孕者因家庭、个人和周围环境的影响而精神抑郁，临床检查与化验无明显异常，这类患者在药物治疗的同时要注意精神安慰和鼓励，一旦大脑皮质抑制解除，内分泌功能恢复正常，即可受孕。也有患者在领养小孩后，精神放松，继而很快受孕，这是常见的典型例子。

4. 中医文献中有终生不来月经而受孕者，称为“暗经”，对此需要谨慎，用药前要仔细询问病史。

5. 目前服用减肥药的女性为数不少，部分患者因此而闭经，也有因肥胖而节食，导致厌食性闭经，还有多次人流手术而闭经，以上闭经都是可以预防的，有些药物需在医生指导下服用，防止不良反应发生。

6. 对顽固性闭经单用中药或西药效果不佳者可采用中西药结合周期治疗，待起效后逐渐减少西药剂量，最终中医治疗。

第 2 章　妊娠病

一、妊娠高血压综合征

【概述】

妊娠 24～32 周，出现高血压、水肿、蛋白尿，甚至昏迷抽搐等症状，称妊娠高血压综合征。除典型症状外，严重者可出现抽搐、昏迷、心肾功能衰竭，甚至发生母婴死亡。本病与产科出血、妊娠合并心脏病及产后感染并称为威胁产妇生命安全的四大疾病。中医学称之为“先兆子痫”“子痫”“妊娠水肿”“子冒”等。

【辨证论治】

1. 先兆子痫

证　型	主　症	全身症状	方　药	针　灸
阴虚火旺	妊娠后期常感头晕头痛，眼花目眩，心中烦闷，高血压、蛋白尿，或下肢浮肿	入睡难而易醒，面色潮红，手足心热，咽干口燥不喜饮，腰酸下肢重着，心悸气短，舌红或绛少苔，脉弦劲有力而数	杞菊地黄丸合牡蛎龙齿汤加减，浮肿明显加车前子、冬瓜皮各 10g；头痛甚加夏枯草 15g，僵蚕粉 6g；目糊畏光加黄连 3g，生龙齿 10g	主穴取膻中、乳根，配穴取足三里、脾俞

（续 表）

证型	主症	全身症状	方药	针灸
脾虚肝旺	妊娠后期面浮，下肢浮肿，头晕重痛，高血压、蛋白尿	纳食欠佳，胸闷不适，恶心呕吐、反胃，大便溏泄，舌质淡红，苔腻黄白相兼，脉弦滑，重压无力	半夏白术天麻汤（《医学新悟》），半夏、陈皮各6g，茯苓、钩藤各15g，天麻、白术、大腹皮、防己、苦丁茶、白蒺藜、赤小豆、丹参各10g。蛋白尿明显加猪苓、土茯苓、白茅根各10g；血压高加珍珠母、生牡蛎各15g	主穴取膻中、乳根，配穴取少泽、太冲、后溪、期门
脾虚湿盛	妊娠中晚期面目、四肢浮肿，皮薄光亮，按之没指。血压正常或偏高，蛋白尿阴性或阳性	精神疲倦，胸闷气短，食欲不振，口淡无味，小便少，大便溏泄，舌质胖嫩有齿痕，苔薄白或薄腻，脉细滑无力	白术散（《全生指迷方》）加减，白术10g，茯苓皮、大腹皮、生姜皮、橘皮各6g，桑寄生、续断各15g，黄芪20g，芡实12g；四肢浮肿不温，加桂枝6g，天仙藤12g；胃脘满闷，食欲不振，苔厚腻加苍术、枳壳、厚朴各12g；小便短少加猪苓、防己、泽泻各12g	双侧风池、太冲、合谷、三阴交、百会，配穴取内关

（续　表）

证　型	主　症	全身症状	方　药	针　灸
肾虚	妊娠数月，四肢胀，渐及颜面或遍身浮肿，按之凹陷不起，皮薄光亮，目巢肿如新卧之蚕	面色晦暗，心悸气短，腰酸腿软，畏寒肢冷，舌质淡红，苔薄白而润，脉沉细而滑	真武汤加减，茯苓、芍药、生姜、附子（炮）各9g，白术6g。腰痛甚加杜仲、续断、桑寄生各15g；腹胀加佛手干、枳壳各10g；胸闷喘息加葶苈子、杏仁、苏子各10g；水肿甚合五苓散加减	双侧风池、太冲、合谷、三阴交、百会，配穴取太溪
气血亏虚	妊娠中晚期，颜面虚浮或两足浮肿	面色萎黄，视物模糊，或心悸气急，夜寐不泻，头晕目眩，神倦懒言，纳食少味，唇甲不华，舌质淡或淡胖，苔薄白，脉虚细滑	八珍汤加黄芪20g，陈皮、苏梗各12g，桑寄生、杜仲各15g。头晕明显者加天麻、钩藤各15g；夜寐不安加首乌藤20g，酸枣仁、远志、龙眼肉各12g	

2. 子痫发作期

证　型	主　症	全身症状	方　药
肝风内动	妊娠后期，突然眩晕倒仆，四肢抽搐，牙关紧闭，目睛直视，口吐白沫，少时自醒，醒后复发，发则抽搐，轻则偶发，重则频频发作，昏迷不醒，血压高持续不降，脉搏加快，预后差	烦躁不安，颜面潮红，手足心热，舌红绛少苔，脉弦滑数，高血压，蛋白尿，水肿较重	钩藤汤（《妇人大全良方》）加减，兼有面红目赤，烦躁呕吐，抽搐有力，目睛上视等加羚羊角、石决明、蜈蚣、白芍、龟甲；燥热烦热者加龙胆草6g，黄连3g，栀子、夏枯草各10g；神昏痰多者加天竺黄、陈胆星、远志、郁金各10g

（续 表）

证 型	主 症	全身症状	方 药
痰火上扰	妊娠后期，面浮，下肢浮肿，头晕重痛，高血压、蛋白尿，突发眩晕仆地，昏迷不醒，喉中痰声辘辘	发作之前头晕恶心，口腻痰多，烦躁不安，惊悸失眠，舌质红，苔黄腻而厚，脉滑数	清营汤合牛黄清心丸，玄参心、连翘心、橘红、石菖蒲各6g，莲子心、羚羊角粉各3g，犀角粉（代）1.5g，天竺黄、牡丹皮、郁金、陈胆星、丹参各10g，竹沥水1匙，牛黄粉0.3g。全身乏力，动则气短者加黄芪、党参、当归各10g；目干涩，视物不清者加枸杞子、菊花、桑叶、赤芍各10g
虚风上扰	产后数小时内，突然昏晕倒仆，或头晕目眩，胸闷心悸，四肢抽搐，汗多，面色无华	产前有妊娠高血压综合征，舌质淡红，苔薄白，脉细数	三甲复脉汤加减，炙龟甲、炙鳖甲、牡蛎各20g，炙甘草、陈皮各6g，太子参、钩藤各15g，制首乌、山药、熟地黄、白芍、山楂、女贞子各10g

【临床体会】

中医学以“治未病”为主，先兆子痫是中医治疗本病的重要时期。由于高血压、水肿、蛋白尿是本病主要症状，因而临床治疗亦应主要针对这3个症状，治当滋阴平肝。

先兆子痫，中医辨证主要按阴虚肝旺、脾虚肝旺来治疗。

中医学认为，孕妇多阴血偏虚，阳气偏亢，气机升降失调，气滞湿郁，痰湿内停，以及肾虚、脾虚。据近年不少文献报道，10～200例的各组病例中采用中药治疗先兆子痫，大多避免了子痫的发生，且中药相对不良反应较小，使用起来相对安全。

西医治疗方法主要以解痉、降压、镇静、适时终止妊娠为治疗原则，子痫发作时病情紧急，需进医院抢救，并考虑中止妊娠，以保证孕妇安全。

子痫病主要为阴血不足，肝阳上亢，化火生风。奔逆于上，气血逆乱，导致血瘀。适当选用活血化瘀药物能达到“治风先治血，血行风自灭”，从而缓解症状，并能滋养胎儿。益母草、黄芩、白术可选用。子痫患者应用活血化瘀药物目的在于通经活络，畅运血行，不可峻利攻破，以损胎元。有如下指征方可使用。

如体质较弱，素性多郁，发病见有唇青舌紫，或舌有瘀斑、瘀点，浮肿见有赤缕红丝，以及腹痛、肢体疼痛，心悸烦热，口渴不欲饮；如产后子痫则伴有恶露不畅或不下等。常用药物为丹参、琥珀、赤芍、刘寄奴、乳香、没药、茜草、苏木等，一般选一两味配伍应用，并配以麻仁、郁李仁、黑芝麻、桑椹等滋阴润便之类药物，效果尤佳。如上述血瘀指征不明显，酌用当归、泽兰，以养血和血。

二、先兆流产

【概述】

妊娠不足20～22周，胎儿体重不足500g而终止者，称为“流产”。妊娠22周前，出现少量阴道出血，下腹痛或腰背痛，妇科检查宫颈口未开，妊娠产物未排出，子宫大小与停经周数相符，妊娠有希望继续者，为先兆流产。

中医学对流产的认识与治疗由来已久，先兆流产属中医学妊娠腹痛、胎漏下血范畴。若无阴道出血，而仅有腰腹酸胀坠痛者，则称为胎动不安。中医学认为，本病多为冲任不固，不能摄血养胎所致。因冲为血海，任主胞胎，冲任之气固则胎有所载，血有所养，胎儿可正常生长发育；反之，则发生胎漏、胎动不安等。

【辨证论治】

证型	主症	全身症状	方药
肾虚	妊娠12周前，阴道少量出血，色淡暗，质稀，如黑豆汁，腰部与小腹重着下坠，或有不规则宫缩，轻微疼痛	形寒，较前怕冷，恶心欲吐，腰膝酸软，头晕耳鸣，尿频，夜尿多，面部或眼眶暗黑，食欲不振，舌淡或淡暗，苔白，脉细滑尺弱无力	寿胎丸合四君子汤加减，菟丝子、枸杞子、桑寄生、川续断各15g，阿胶（另溶）、杜仲、党参、白术、香附各10g。水煎服，每日1剂。反复出血者加艾叶12g，仙鹤草15g；小腹下腰部下坠者加黄芪15g，升麻10g；尿频遗尿者加覆盆子、益智仁各15g，桑螵蛸10g
气虚下陷	妊娠早期，阴道少量流血，色淡红，质淡薄，小腹坠胀轻微疼痛，或不规则宫缩	形寒，较前怕冷，恶心欲吐，神疲头晕，动则气短，心慌失眠，面色苍白，舌质淡，苔薄白，脉细滑	胎元饮加减，党参、熟地黄、菟丝子、桑寄生各15g，白术、白芍、杜仲、桂圆肉、当归、阿胶、苏梗各10g，陈皮、炙甘草、砂仁各6g，黄芪20g。水煎服，每日1剂，分早晚2次服用。阴道出血者去当归以免辛温动血，加地榆、仙鹤草各15g；下血过多者加龙骨、牡蛎
冲任不固	阴道下血，小腹痛		胶艾汤。下血，小腹隐痛，腰痛，恶心者加竹茹；腰腹下坠加柴胡、升麻

（续　表）

证　型	主　症	全身症状	方　药
血热内扰	妊娠早期阴道少量下血，色鲜红，质黏稠，或小腹与下腰部灼热疼痛，下坠胀痛	心烦不安，手足心热，口干咽燥喜饮，小便短黄，大便秘结，或午后发热，舌红苔黄而干，脉滑数	保阴煎加味，山药20g，生地黄、白芍、续断、黄柏、黄芩、苎麻根、阿胶各10g，生甘草3g，女贞子、墨旱莲、菟丝子各15g，水煎服，每日1剂，分早晚2次服用。反复阴道出血者加地榆炭、茜根、大蓟、小蓟各15g；大便秘结者加玄参、麦冬各12g，火麻仁15g；心烦失眠者加钩藤、首乌藤各15g，莲子心3g，栀子10g
癥疾伤胎	素有盆腔包块或子宫肌瘤等癥瘕瘤疾者，妊娠期阴道不时少量下血，色红或暗红，伴小腹拘急不适	胸腹胀满不适，或见口干不渴，或但欲漱水不欲咽，舌暗红，边尖有瘀斑瘀点，苔白，脉沉滑或沉涩	桂枝茯苓丸加茜草、三七，但需注意中病即止，不可过服。若阴道下血反多，腰酸腹痛较甚，则非本方所宜，要注意辨证。若兼气血不足，宜加党参、黄芪、当归、熟地黄、山茱萸、鸡血藤，以益气养血；腰酸痛加杜仲、桑寄生、续断，以安胎止痛
跌仆伤胎	妊娠早期，不慎跌倒或扭伤，从而出现小腹拘急疼痛，腰酸坠胀，阴道少量出血，色暗质稠，有小瘀块	舌质正常或稍暗，脉滑无力	圣愈汤、桑寄生散。阴道流血量多者，去川芎、当归，加茜根炭、乌贼骨、炒大蓟、炒小蓟，以止血；腰酸痛者可加菟丝子、杜仲、续断，以安胎；小腹冷痛，四肢欠温者，加艾叶炭。水煎服，每日1剂，早晚各1次

（续 表）

证 型	主 症	全身症状	方 药
毒物伤胎	误食毒药毒物伤及胎气，妊娠期阴道不时下血，色后质常，腰酸腹痛	或伴憎寒，或见颜面指甲唇口青白，甚或冷汗淋漓，四肢厥冷，舌暗，脉沉弱无力	阿胶散（《陈素庵妇科补解》）加减

【临床体会】

1. 哈荔田经验 胎漏、胎动及滑胎的主要原因是脾肾两虚，气血不足，冲任不固，治疗以补脾肾为主，再参照患者体质的寒热不同，选择不同药性的中药进行加减配伍。肾虚则选用补肾安胎的菟丝子、炒杜仲、川续断、桑寄生等；补气健脾选用党参、黄芪、山药、茯苓、白术；养血安胎加山茱萸、枸杞子、熟地黄、阿胶、鹿角胶。

2. 刘云鹏经验 先兆流产虚证为多，其预后根据腰痛、腹痛和出血的轻重程度来判断。临床若见到孕妇下腹部或腰部疼痛，尤以重坠感明显，似来月经一样，为流产的先兆，此时孕妇需绝对卧床休息。凡见腰痛连骶背，兼有下血腹痛者，往往难免流产，纵然安胎亦属徒劳。如有出血，止血之道不能一味固涩，尤其用炭类等止血药时宜细分精选，效果更佳，又能避免留瘀。如气虚血亏，可选用血余炭、棕榈炭；阳虚者，用鹿角霜、灶心黄土；脾虚者，用阿胶、艾炭；实热，用蒲黄炭、侧柏叶炭；若血瘀，则用花蕊石、三七粉等。总之，宜辨证用药，血止则已。

本病证诸临床，大都先由母体内脏疾病而影响至胎气，尤以肝、脾、肾三经关系最大。因肝、脾、肾三经与冲任二脉之联系最为密切，而胎儿之滋养全赖冲、任二脉之气。所以治疗上因母病而胎动者，但治母病，其胎自安，有因胎之不固，累及母病者，则安其胎即愈母病，此为安胎两大法门。又此病当以预防为先，尤其是有滑胎病史者，其下元本虚，应及早进行预防，除注意妊娠期卫生外，可常服扶元补肾之品，让其顺利度过上次堕胎时间。

先兆流产中肾虚为其常见类型，补肾固冲，止血安胎为大法。菟丝子为安胎首选药物，党参、淮山药、桑寄生、杜仲、川续断、黄芩均是安胎的常用之品。

药理研究认为，菟丝子能提高垂体对促黄体生成素释放激素的反应性，具有增强下丘脑－垂体－卵巢促黄体功能。菟丝子还有雌激素样物质的存在，川续断、白术、杜仲、黄芩可抑止子宫收缩，川续断可促进子宫发育。（王本祥《现代中药药理与临床》）

导致先兆流产的原因主要有胚胎因素、母体因素、免疫因素和损伤。在临床实践中，由母体原因导致的先兆流产治疗效果显著，但对子体方面，因素导致的先兆流产属于优胜劣汰的过程，目前中药尚无好的治疗方法。在中医辨证分型中，肾虚与气血虚弱最为多见。重在补肾以固先天之本，健脾以养后天之本，使气血健旺。冲任充盛，则胎元得固。同时按临床不同症候辨证用药，能取得较好的效果。气血双虚予以黄芪、白术补气固胎，阿胶养血安胎；脾肾阳虚者则取附子 6g，以壮阳气而固胎气，见效事半功倍；血热内扰则用大剂量知母，以清热滋阴而又不伤胎气；气滞血瘀者在补气固胎之中，取田三七化瘀止血之效，以收到理想效果。胎漏、胎动不安的治疗宜早。

先兆流产的中医治疗在辨证施治的前提下，注意选用疗效确实的安胎药，效果较好。

紫苏：性微温，味甘、辛，具有解表发汗、宽胸利膈、顺气安胎之功。适用于妊娠期风寒感冒及脾胃气滞所致的胎动不安、胸胁胀满、恶心呕吐等症，常与陈皮、砂仁等配伍。临床观察发现，苏梗安胎效果优于苏叶。

黄芩：性寒，有清热燥湿、泻火解毒、凉血止血、除热安胎之功，适用于怀胎蕴热之胎动不安，常与白术、当归等配伍，也可治疗妊娠期湿热泻痢、黄疸及肺热咳嗽、高热、热毒炽盛之出血或疮疡肿毒等。

桑寄生：性平，味甘，有祛风湿、益肝肾、强筋骨、固冲任、安胎之功，多用于肝肾精血亏虚之胎动不安、胎漏下血，常与阿胶、川续断、菟丝子等同用。

砂仁：性温，味辛，能化湿行气、温中止呕、止泻、安胎，适用于妊娠初期胃气上逆所致之胸闷呕吐、胎动不安等，常炒熟研末单用或配苏叶、藿香、黄芩、白术、当归等一同使用。

艾叶：性温，味苦、辛，有温经止血、散寒调经、安胎之功，适用于下元虚寒或寒客胞宫所致的胎漏下血、胎动不安，常与香附、当归、小茴香、川续断、桑寄生等同用。

白术：性温，味甘，具有补气健脾、燥湿利水、和中安胎之功，适用于脾虚气弱之胎动不安，可配陈皮、茯苓、党参、生姜等，还广泛用于怀胎蕴热（配黄芩、栀子、白芍等）及血虚（配当归、白芍、生地黄等）、肾虚（配桑寄生、续断、山药、山萸肉等）所致的胎动不安。

菟丝子：性温，味甘，能补肾益精、养肝明目、固元安胎，用于肝肾不足之胎动不安，常与续断、桑寄生、阿胶等配伍适用，还可用于肾虚之腰痛、消渴、尿频带下，肝肾不足之眼目昏暗、视力减退及脾肾虚泻等。

杜仲：性温，味甘，具补肝肾、强筋骨、安胎之功，适用于肝肾亏虚、下元虚冷之胎动不安、妊娠下血、习惯性流产等，可配续断（共研末）、枣肉为丸服，或配续断、菟丝子、阿胶等煎服。

续断：性微温，味苦、辛，可补肝肾、续筋骨、通血脉、安胎，适用于肝肾虚弱、冲任失调之胎动欲坠，配伍桑寄生、菟丝子、阿胶。

阿胶：性平，味甘，有补血止血、滋阴润燥、安胎之功，适用于冲任不固或阴血亏虚之胎动不安、崩漏下血，可配生地黄、艾叶等，还用于治疗妇女月经过多、产后便秘等。

竹茹：性微寒，味甘，有清热化痰、除烦止呕、安胎之功，用于怀胎蕴热之胎动不安，可单用，也可与黄芩、苎麻根等同用。

苎麻根：性寒，味甘，具有清热凉血、解毒安胎之功，适用于热毒炽盛之胎动不安、胎漏下血，可单用，也可与阿胶、黄芩、当归等同用。

石菖蒲：性温，味辛、苦，有开窍宁神、化湿和胃、安胎之功，适用于湿浊中阻之胎动不安，对缓解胸闷腹胀、呕吐等症状有良效，常与砂仁、苍术、厚朴等配伍。

葡萄：性平，味甘、酸，入脾、肺、肾经，有补气血、益肝肾、强筋骨、生津液、止烦渴、利小便之功。

柠檬：性平，味酸，入脾、胃、肾经，有生津止渴、安胎祛暑之功，对孕妇中暑胎动不安甚效。

鸡肝：性温，味甘、苦，入肝、肾经，有补肝养血、温肾益气之功，对妊娠后气血不足、胎动不安有效。

鲤鱼：性平，味甘，入脾、胃、肾经，有补益脾胃、利水消肿、养血通乳之功，与苎麻根同用，安胎效果甚佳。

毒物伤胎，所涉范围甚广，而且中毒轻浅不同，严重者不但损及胎元，母体也有危险，亦有致胎儿畸形之虑，应中西医结合救治。

三、习惯性流产

【概述】

习惯性流产为自然流产持续发生 3 次或 3 次以上，每次发生的多在同一妊娠月份。

【辨证论治】

证　型	主　症	全身症状	方　药
肾阳虚	屡孕屡堕，或流产后难受孕，月经后期，量少，色淡暗，检查示黄体功能不全，封闭抗体不足	形寒怕冷，腰膝酸软，头晕耳鸣，尿频，夜尿多，面部或眼眶暗黑，夜尿频多，舌淡或淡暗，苔白，脉细滑尺弱无力	滋肾育胎丸加减，菟丝子 24g，砂仁、人参各 6g，熟地黄、桑寄生、何首乌各 15g，阿胶（炒）、艾叶、巴戟天、白术、鹿角霜、枸杞子、续断、杜仲各 10g，党参 12g

（续 表）

证 型	主 症	全身症状	方 药
气血衰弱	妊娠后腰及小腹重坠，隐隐作痛，阴道少量流血，色红	屡孕屡堕，月经后期，量少，色淡。伴神疲气短，面色萎黄，气短懒言，四肢乏力，口淡纳差，进食生冷后大便溏泄，舌质淡胖大有齿痕，苔薄白滑，脉虚弱	泰山磐石散，人参、炙甘草、熟地黄、砂仁各6g，白术、当归各12g，黄芪、白芍、续断、糯米各15g，川芎、黄芩各10g。水煎服，每日1剂，分早晚2次分服，高泌乳素血症，溢乳，经前乳房胀痛加麦芽60g，青皮、山楂各12g，牛膝15g
阴虚血热	屡孕屡堕，或月经先期，量少或多，色深红或鲜红	烦躁易怒，面红赤，面部粉刺，口糜、口干咽燥喜饮，小便短黄，大便秘结，舌红苔黄而干，脉滑数	知柏地黄汤加味，水煎服，每日1剂，分早晚2次分服。偏肾气虚者加还精煎或五子衍宗丸；血瘀者加桃仁12g，丹参15g
血瘀	屡孕屡堕，素有盆腔包块或子宫肌瘤、卵巢囊肿等癥瘕瘤疾，月经色暗有血块，常伴痛经	舌暗淡有瘀点，苔薄，脉弦涩	桂枝茯苓汤加减，桂枝10g，茯苓、芍药各15g，牡丹皮、桃仁各12g

四、妊娠小便不通

【概述】

妊娠期间，小便不通，饮食如故，但小腹胀急疼痛，心烦不得卧，称为“妊娠小便不通”，又称为“转胞”或“胞转”。以妊娠晚期7～8个月时较为多见。本病首见于《金匮要略·妇人杂病脉证并治》，称其为“转胞”，《诸病源候论》称为“妊娠小便不通”。

中医学认为，妊娠小便不通主要是由于妊娠中、后期盆腔瘀血，以及增大的子宫和胎头将膀胱向上推移变位，以致膀胱气化不行，水道不通，故不得溺。临床上有气虚、肾虚之分。气虚者因素体虚弱，中气不足，妊娠后期赖气以载胎，胎儿逐渐增大，气虚无力举胎，胎压膀胱，气化不行，溺不得出；肾虚者因素体肾气不足，胞系于肾，妊娠后肾气益虚，系胞无力，胎压膀胱，兼之肾虚不能行气于膀胱，气化不行，水道闭塞，故不得溺。此外，由于水道不行，湿浊内蕴，易继发湿热蕴阻者，亦当予以重视。

【辨证论治】

证型	主症	全身症状	方药	针灸
气虚	妊娠期间，小便不通，或频量少，小腹胀急疼痛，坐卧不安	面色苍白，精神疲倦，头晕乏力，动则气短加重，大便溏而无力，舌质淡红，苔薄白，脉细滑	益气导溺汤（《中医妇科治疗学》），泡参、白术、扁豆、云茯苓、桂枝、炙升麻、甜桔梗、通草、台乌药；或举胎四物汤，四物汤加人参、白术、陈皮、升麻。形寒怕冷加苏梗、砂仁、山药、桑寄生、黄芩、川续断	主穴取气海、膀胱俞（双）、阴陵泉（双）、关元，配穴取大椎、足三里（双）。加灸
肾阳虚	妊娠中后期，小便频数不畅，继而癃闭不通，小腹胀满而痛，坐卧不宁	畏寒肢冷，腰酸腿软，舌质淡，苔白滑，脉细滑无力	金匮肾气丸，其中附子一般列为妊娠禁忌药。腹胀者去生地黄，加炒白术 10g，木香、炮姜各 6g；纳食欠佳，苔厚腻加陈皮、炒黄芩	

【临床体会】

妊娠小便不通，主要是妊娠中后期，盆腔瘀血，以及增大的子宫和胎头将膀胱向上推移变位，膀胱气化不行，水道不通，造成小便难解。有气虚与肾虚之分，兼有湿热者，可加黄柏、知母、贝母、苦参以清利之，有助预防感染。肾虚者，加车前子、乌药、通草，渗利下便。

五、妊娠羊水过多

【概述】

妊娠5～6个月，腹大异常，明显大于正常妊娠月份，胎间有水气，胸膈胀满不适，甚至气喘不能平卧，中医学又称“子满”。西医常诊为妊娠羊水过多。

【辨证论治】

证　型	主　症	全身症状	方　药
脾气虚	妊娠中期，腹部大于正常月份，皮肤薄而光亮，按之有凹陷	胸膈满闷，呼吸急迫，神疲乏力，食欲不振，面色淡黄，舌质胖嫩有齿痕，苔薄白或薄腻，脉沉细滑无力	鲤鱼汤（《备急千金要方》）合肾着汤加减。鲤鱼汤，鲤鱼，白术30g，白芍6g，当归、生姜各10g，茯苓15g；肾着汤，香附、陈皮、甘草、川芎、木香、茯苓、白术、黄芩、紫苏叶、当归、白芍、大腹皮、羌活、苍术
气滞湿郁	妊娠中期，腹部大于正常月份，腹部皮肤正常，按之压痕不明显	口干少饮，头晕少寐，心悸，尿少微黄，舌质淡少苔	茯苓导水汤去槟榔

【临床体会】

本病主要与水肿相鉴别。水肿者，面部四肢浮肿，按压有凹陷；而子满以腹部胀大异常为主，有时因胸腹胀满严重，而呼吸困难无法平卧，行动艰难，尿少，甚至不通。

本病可伴有胎儿畸形，如确诊需终止妊娠。本病的发生与孕妇脾虚有关，健脾渗湿，养血安胎用于慢性羊水过多症，效果不错。

六、妊娠身痒

【概述】

妊娠期间，孕妇出现与妊娠有关的全身或局部皮肤瘙痒，而无损于胎儿，如妊娠肝内胆汁淤积症等引起全身皮肤瘙痒，也可参考本节内容。至于妊娠合并皮肤病，如风疹、妊娠疱疹、疱疹样脓疮病等，可导致宫内感染、致畸，甚至威胁胎儿生命，不属本节内容。

【辨证论治】

证　型	主　症	全身症状	方　药
阴虚血燥	妊娠期皮肤瘙痒，平时未见，瘙痒以下肢和躯干为主，日轻夜甚，皮肤干燥，严重者全身痒剧，坐卧不安，抓破流血	五心烦热，失眠多梦，头晕目眩，咽干口燥，心悸不安，舌红少苔或无苔，脉细数而滑	刘氏凉血消风散加减，荆芥、当归、蝉蜕、牛蒡子、牡丹皮、黄柏、知母、地肤子、蛇床子各10g，赤芍、鸡血藤各15g，紫草20g，石膏、苦参、生地黄各30g，水煎外洗

（续　表）

证　型	主　症	全身症状	方　药
湿热内蕴	妊娠期皮肤瘙痒，甚至剧痒难忍，抓破有渗出液	胸闷腹胀，口干苦而腻，不欲饮，腹胀，大便黏腻不爽，小便黄，苔黄腻，脉濡滑数	刘氏去湿消风散，荆芥、牛蒡子、苦参、苍术、蝉蜕、当归、黄柏、刺蒺藜、黄芩各10g，鸡血藤、赤芍、地肤子各15g，茵陈、金钱草各20g
肝胆湿热	妊娠中晚期出现皮肤瘙痒，以躯干、手掌、脚掌、下肢为主，甚至全身，夜间尤甚，或随妊娠进程逐步加重，甚至出现黄疸，产后消失，下次妊娠又作	胸闷腹胀，口干苦而腻，不欲饮，腹胀，大便黏腻不爽，小便黄，苔黄腻，脉濡滑数，血清胆汁酸浓度增高，肝功正常	四金汤加减，茵陈、金钱草各30g，鸡内金、郁金、海金沙各10g，枳壳15g

【临床体会】

妊娠身痒宜早期诊断，常见有阴虚血燥、湿热内蕴，治疗上阴虚血燥以养血凉血祛风为主，佐以滋阴补肾；湿热内蕴者，也应在养血凉血的基础上，加重清热燥湿祛风止痒之品。治疗上要注意治病与安胎并举，可加杜仲与桑寄生安胎。在诊断上，如果发现血清胆汁酸浓度升高，肝功能正常，常属妊娠肝内胆汁淤积症，可选用清肝利胆清湿热的四金汤加减。

本病应与妊娠有关的皮肤病相鉴别。

1. 风疹　如果发现皮肤瘙痒是由风疹病毒引起的全身发疹性疾病，其典型症状为发热，耳后和枕骨下淋巴结肿大，

1～2天内身上起小红斑丘疹，但不累及手掌足底，1～2天内身热红疹消退，可致胎儿畸形，不在本节讨论范围。

2. 妊娠疱疹　妊娠期间出现红色荨麻疹样斑块，或疱疹及小水疱。

3. 脓疱病　皮肤出现炎性红斑及脓疱。

由于这些皮肤病可导致宫内感染与胎儿畸形，故不在本节讨论范围。

七、难产

【概述】

孕妇由于各种原因引起临产分娩困难的总称。

【辨证论治】

证　型	主　症	全身症状	方　药	针　灸
肾气虚弱	产时阵痛微弱，宫缩不强，产程过长	腰酸痛重，头晕耳鸣，努责无力，舌淡，苔薄润；脉细滑	神效催生丹（《卫生家宝产科备要》）	
气血虚弱	分娩时腰腹阵痛微弱，宫缩时间短，间歇时间长，产程进展缓慢，产时用力汗出，或用力过早，导致胞宫无力运胎，以致难产	素体虚弱，面色苍白，神疲肢软，心悸气短，舌淡苔薄，脉大而虚或沉细而弱	蔡松汀难产方；催生如意散（《妇人大全良方》）；《医林改错》开骨散，当归一两，川芎五钱，龟甲八钱，血余一团烧灰，加生黄芪四两，水煎服；送子丹（《傅青主女科》）	取合谷、三阴交、至阴用艾灸雀啄法

（续 表）

证 型	主 症	全身症状	方 药	针 灸
气滞湿郁	产时腰腹持续胀痛，疼痛难忍，宫缩虽强但无规律、无推力，久产不下	面浮肢肿，头晕目眩，心悸气短，胸膈满闷，恶心呕吐，舌暗，苔白腻，脉弦滑或滑大	神效达生散（《达生篇》）	
气滞血瘀	分娩时腰腹疼痛剧烈，宫缩虽强，但间歇不匀无规律，无推力，久产不下，或下血暗红，量少	素多忧郁，或安逸过度，面色紫暗，精神紧张，胸脘胀闷，时欲呕恶，舌质暗红，苔正常或薄腻，脉弦大而至数不匀	催生饮（《济阴纲目》），川芎、当归、益母草、大腹皮、枳壳、白芷 催生顺气饮（《陈素庵妇科补解》）加减，益母草、当归、川芎、肉桂、木香、乌药、陈皮、枳壳、冬葵子、红花、车前子、生芝麻	取合谷、三阴交、肩井，用泻法

【临床体会】

预防难产的发生必须贯穿于妊娠期全过程，如妊娠30～32周胎位仍不正常时，可取双侧至阴穴，用艾条灸，每次15min，每日1～2次，7天为1个疗程，胎位转正后停灸。或口服保产无忧散（经验方）。药物组成为当归、川芎各4.5g，白芍3.5g，生黄芪2.5g，厚朴2.1g，羌活1.5g，菟丝子、川贝母各3g，枳壳1.8g，荆芥穗2.4g，生姜3片，艾叶2.1g。

八、妊娠小便淋痛

【概述】

妊娠期间出现小便频数，淋沥涩痛等症。本病与西医学的妊娠合并泌尿系统感染或妊娠合并急性肾盂肾炎相同。

【辨证论治】

证　型	主　症	全身症状	方　药
心火偏亢	孕妇小便频数，淋沥涩痛，尿量少尿色黄	心烦难入睡，口渴喜饮，口舌糜烂，舌尖红，苔薄或少苔，脉细数	导赤散加减，生地黄、蒲公英各20g，甘草梢6g，淡竹叶、麦冬、黄柏各10g，瞿麦15g，莲子心5g，黄连3g。发热者加金银花、连翘各10g；尿中夹血者加大蓟、小蓟、侧柏叶、白茅根；缓解期加山药、桑寄生、黄芩、川续断，以安胎
阴虚火旺	妊娠中后期，小便频数，淋沥涩痛，尿量少，尿色黄，尿道口灼热作痛	午后潮热，心烦难寐，大便干结，舌质红苔薄黄而干，脉细数	知柏地黄丸，加玄参、地骨皮各10g，龟甲15g；胎动不安加桑寄生、川续断、菟丝子
湿热下注	妊娠期，小便频数而急迫，淋沥涩痛，尿量少，尿色黄，尿道口灼热作痛	口干口苦，大便干结，烦热不欲饮，舌质红苔黄腻，脉滑数	五淋散（《医宗金鉴》）加减，栀子、赤茯苓、当归、白芍、滑石、黄芩各10g，蒲公英、鱼腥草各20g；湿热重加黄连3g，黄柏10g；湿热缓解，加山药、桑寄生、白术，以安胎

【临床体会】

急性肾盂肾炎是妊娠期的常见合并症，4%～11%若治疗不彻底，易反复发作而成慢性肾盂肾炎，妊娠早期易造成流产。病情缓解后应加入补肾安胎之品固胎以防流产，同时也可预防转成慢性。

九、妊娠腹痛

【概述】

妊娠期间内生殖器官及其邻近脏器因妊娠而致生理性或病理性疼痛，如妊娠生理性子宫收缩痛、慢性附件炎、因妊娠子宫增大而致的牵掣疼痛等，属中医学“胞阻”范畴。

【辨证论治】

证 型	主 症	全身症状	方 药	针 灸
血虚	平素体质虚弱，或月经过多，或有产后大出血史。妊娠后腹痛绵绵不休，劳累则加重	面色萎黄，头晕乏力，动则心悸气短，难眠少寐，四肢麻木，舌质淡，苔薄白，脉细弱	当归芍药散加减，当归、川芎各9g，芍药30g，茯苓、白术各12g，制首乌15g，阿胶6g。腹痛不休加炙甘草10g；小腹冷痛加艾叶10g；痛而重坠者加党参10g，黄芪15g；腹痛而胀者加砂仁；下腰酸痛乏力者加桑寄生15g，杜仲10g	主穴取双侧足三里，温针灸留针15～20 min，脾俞隔姜灸5～15壮
气郁	平素性躁多怒，妊娠后小腹胀痛	胸胁满闷，嗳气，喜叹息，口苦咽干，便秘溲赤，舌红，苔薄黄，脉弦滑	逍遥散加味（《百灵妇科》），柴胡、当归、白芍、白术、茯苓各15g，薄荷、炙甘草、陈皮、青皮、枳壳各6g，川楝子、苏梗各10g。口干舌燥者加黄芩、山栀；下腰坠痛者加菟丝子、川续断各10g，桑寄生15g	

（续 表）

证 型	主 症	全身症状	方 药	针 灸
脾肾虚寒	平素脾肾虚，妊娠后小腹冷痛，绵绵不止，温热敷腹部则痛减	畏寒怕冷，多着衣被，四肢欠温，进食寒凉饮食则胃脘不适，大便溏泄，面色苍白，舌胖淡润，苔白滑，脉细弱	经验方（全国中医妇科验方集锦），桑寄生、生山药各15g，炒续断、党参、炒白术、白芍、炙甘草、莲房炭各10g，阿胶（烊化）、炒黄芩各6g	双侧足三里肾俞，神阙隔姜灸或隔盐灸5～15壮
湿热下注	素有慢性盆腔炎或肠胃道疾病。妊娠后小腹两侧灼热刺痛或胀痛，疼痛游走不定，多矢气，得矢气则痛减	口苦黏腻，口干饮不多。带下色黄黏腻，大便黏腻臭秽，便后腹部不适，阴部与肛门灼热瘙痒疼痛，小便色黄，舌质红，苔黄腻，脉滑数	芍药汤（《素问病机气宜保命集》）加薏苡仁、车前草、芍药各30g，当归、黄连、黄芩各15g，槟榔、木香、炙甘草各6g，大黄9g，肉桂5g。带下黏腻加蜀羊泉15g；腹痛不愈加生蒲黄10g；下腰酸楚加苎麻根；大便溏去大黄	

【临床体会】

本病辨证先分虚实，血虚、气郁、虚寒都属虚证，病位在胞脉，属肝经，疼痛多在小腹或两侧少腹，痛时腹软而不拒按，多为虚证。有因平时体质虚弱，妊娠后阴血养胎，血虚无力行血而滞痛；也有妊娠后肝血虚，肝经失养而郁结疼痛。因此滋阴养血，柔肝止痛安胎是主要治疗手段。

虚寒证的妊娠腹痛，多由脾肾阳虚，健脾不可太滋腻，如有消化不良，舌苔厚腻，阿胶等滋腻之品不可多用。而益肾之品不可过于温燥，桂枝要慎用以免胎动不安，在治疗中选用四物汤、巴戟天、阿胶、杜仲等温阳滋养而不燥热的草药，不仅能温养止痛，还能养血安胎。

湿热证属实证，清热利湿的芍药汤有良好的抗炎、抗过敏、解痉、镇痛、解毒和免疫调节作用。此型患者常因有慢性盆腔炎，或胃肠道疾病，对妊娠后盆腔充血及肠胃受压所致的功能症状，常有较好缓解作用。

如有胎漏出血、胎动不安或急腹症征兆者，应住院治疗。

十、妊娠水肿

【概述】

妊娠中晚期，孕妇肢体、面目水肿者，称为“妊娠水肿”。本病特点主要是浮肿，起初局限于踝部，以后逐渐上升。

【辨证论治】

证型	主症	全身症状	方药	针灸
脾气虚	妊娠中晚期，面目四肢浮肿，皮薄光亮，按之没指	面目浮肿，面色萎黄，畏寒，精神疲倦，胸闷气短，腹胀，食欲不振，口淡无味，小便少，大便溏泄，舌质胖嫩有齿痕，苔薄白或薄腻，脉细弦滑无力	全生白术散（《全生指迷方》）合防己黄芪汤加减，白术30g，茯苓皮、大腹皮、生姜皮、橘皮各6g，桑寄生、续断各15g，黄芪20g，芡实12g。四肢浮肿不温，加桂枝6g，天仙藤12g；形寒腰酸者加川续断、菟丝子、狗脊；胃脘满闷，食欲不振，苔厚腻者，加苍术、枳壳、厚朴各12g；小便短少者加猪苓、防己、泽泻各12g	双侧风池、太冲、合谷、三阴交、百会，配内关穴

（续　表）

证　型	主　症	全身症状	方　药	针　灸
脾阳虚	妊娠中晚期，面目四肢浮肿，皮薄光亮，按之没指	口干少饮，头晕少寐，心悸，尿少微黄，舌质淡少苔	北沙参、麦冬、玉竹、石斛、太子参、山药、茯苓、莲子肉、赤小豆、扁豆、薏苡仁；便秘加火麻仁；心悸少寐加酸枣仁、枸杞子	
肾虚	妊娠数月，皮薄光亮，按之凹陷，先由脚肿，渐及颜面及遍身浮肿，按之凹陷不起，目窠肿如新卧之蚕，并发肾病，尿蛋白及管型	面色晦暗，心悸气短，腰酸腿软，畏寒肢冷，舌质淡红，苔薄白而润，脉沉细而滑	真武汤加减，茯苓、芍药、生姜、炮附子各9g，白术6g。腰痛或胎动不安者加杜仲、续断、桑寄生各15g；腹胀者加佛手干、枳壳各10g；胸闷喘息加葶苈子、杏仁、苏子各10g；水肿甚者五苓散加减	双侧风池、太冲、合谷、三阴交、百会，配太溪穴
血虚	妊娠中晚期，颜面虚浮或先后两足浮肿	面色萎黄，视物模糊，或心悸气急，夜寐不泻，头晕目眩，神倦懒言，纳食少味，唇甲不华，舌质淡或淡胖，苔薄白，脉虚细滑	八珍汤加黄芪20g，陈皮、苏梗各12g，桑寄生、杜仲各15g。头晕明显者加天麻、钩藤各15g；夜寐不安加酸枣仁、远志、龙眼肉各12g，首乌藤20；小腹重坠，两足浮肿者，加天仙藤15g，汉防己10g	
痰湿	体重肥胖，面色苍白，妊娠四五个月后四肢肿胀，皮色不变	困倦乏力嗜睡，胸闷腹胀，多痰或咳喘，恶心呕吐，头晕，小便少，大便溏泻，舌质淡或胖嫩，苔白腻而滑润，脉弦滑	二陈汤合四苓散	

（续　表）

证　型	主　症	全身症状	方　药	针　灸
痰浊内阻，湿浊伤阴	将足月胎儿体积膨大，逼迫胸腹，全身浮肿日盛，气促闷胀，大便频数，合并有妊娠糖尿病	身燥热，不欲多衣被，口干喜饮	防己黄芪汤加减，黄芪、苍术、白术、栀子、黄芩、青蒿、陈皮、冬瓜皮、防己、地骨皮、茯苓皮、枳壳	
气滞	妊娠四五个月，先由脚踝关节肿，渐延及大腿，皮色不变，按之硬痛，肿胀不舒，步履沉重，甚则趾间出水	头晕头胀，情绪郁闷，胸胁胀闷，舌暗，脉弦滑	白术散合天仙藤散加减，天仙藤12g，香附、苏叶、桔梗、苏梗、桑寄生、杜仲、白术各10g，陈皮、槟榔、木瓜各5g，甘草3g，桑白皮6g	

【临床体会】

妊娠水肿，又称子肿。轻度妊娠水肿对孕妇危害不大，应适当休息，注意睡眠，限制食盐摄入量。浮肿在中度以上时应从脾、肾、气滞三个方面制水，而关键又在于脾，若脾虚则运化失职，水湿停积为患，水气泛滥于肌肉则肿，停留在胸腹则满。傅青主又主张脾肺两虚，认为脾虚则血少，血少则不能运血于肢体；肺衰则气馁，气馁则不能运气于皮肤。水气的形成责之于脾，根在于肾，而肺的功能障碍则属标，此外，孕妇气机升降失调或下陷不能升举，湿邪也可乘虚袭之，导致肢体肿胀。若妊娠水肿，轻者服药调治而愈，重者也可危及生命。若妊娠先期即有脚肿气逆者，更应早期治疗，以免临产发生危险。

妊娠肿胀的治疗大法以健脾渗湿为主，佐以顺气安胎。临床方药可取参、术、苓、甘、怀山药等以健脾，用泽泻、大腹皮、茯苓、冬葵子、防己、生姜皮、桑白皮、冬瓜皮、赤小豆、胡芦巴等以渗湿，选天仙藤、苏梗、乌药、木香、香附、砂仁、枳壳、陈皮、降香等以顺气，配桑寄生、黄芩、白术、杜仲、黄芪、苎麻、当归、白芍等以安胎。如茯苓导水汤、肾着汤、泽泻汤、防己汤、全生白术散等均可酌情选用。

治疗本病虽健脾渗湿并用，顺气安胎兼顾，但渗湿、顺气与安胎是有矛盾的，应加以注意。健脾渗湿重用白术，顺气安胎首选砂仁，此两味药渗湿、顺气，但无碍胎之弊。另外虽选用了茯苓、泽泻、防己、冬葵子、天仙藤等渗湿顺气之药，但均重用参、芪升阳益气，以防胎气下陷。再者，在妊娠水肿病例中，一般均为妊娠中晚期，五六个月以上者，用一般的淡渗利水药对胎气影响不大，若在妊娠初期，这类药物的应用需十分谨慎。

本病除药物治疗外，护理也很重要。如饮食应低盐，还宜随时注意妊妇及胎儿的变化。

十一、胎儿生长受限

【概述】

胎儿生长受限是指妊娠37周后，胎儿出生体重小于2500g，或低于其孕龄正常均值2个标准差以上，或低于其孕龄平均体重的第10百分位数，属中医学“胎萎不长”范畴。

【辨证论治】

证型	主症	全身症状	方药
气血虚弱	妊娠妇女平日体质虚弱，或慢性疾病缠绵，或妊娠后恶阻日久，或有胎漏下血史。妊娠至中晚期发现腹形明显小于正常妊娠月份，经检查胎儿存活但其生长速度低于正常值，母体体重不增甚而减少	身体羸弱，面色萎黄苍白，头晕，下蹲起身尤甚，神疲懒言，动则气短心悸，唇淡，舌嫩红，苔薄白，脉细弱无力	三才固本膏（《陈素庵妇科补解》），天冬18g，熟地黄、人参各3g，当归2.4g，白术24g，麦冬、黄芩、杜仲各12g。贫血甚者加何首乌、枸杞子、黄精；纳食差，消化慢，大便溏，苔白腻者，加砂仁6g，陈皮、山药各10g
脾肾虚寒	素体阳虚畏寒，或饮食不节贪凉饮冷，或疾病日久损伤阳气，或曾有殒堕滑胎史；妊娠四五个月后又发现腹形明显小于正常妊娠，经检查胎儿存活，但B超示胎儿双顶径及母体体重、宫高增长滞缓	形寒畏冷，腰腹冷痛或腰部酸冷，纳少便溏，四肢不温，舌淡苔白润滑，脉沉迟	长胎白术散（《叶氏女科证治》）加减，白术、熟地黄、北黄芪、牡蛎、茯苓各20g，川芎10g，阿胶（烊化）、当归、艾叶、补骨脂各15g。水煎服。如肾阳虚，腰冷夜尿多者，加鹿角霜、肉桂；消化不良，进食蔬果、油腻后腹胀满，去阿胶、熟地黄，加砂仁、山楂
血热	经血过多，或多次流产殒胎。平素情志内郁，妊娠后情绪波动明显，或过食辛辣之物或过服暖宫药物。妊娠四五个月腹形明显小于正常妊月腹形，但胎儿存活，惟形体小于正常月份，妊娠期动态观察母体宫高、体重和胎儿发育，均示滞缓	面红口干喜饮，烦躁不安，潮热盗汗，手足心热，夜梦多，胎动频而不安，便结溺黄。唇舌红干，苔少或黄，脉滑数	凉胎饮（张介宾《景岳全书》）加减，生地黄、茯苓、女贞子、墨旱莲各20g，黄芩、白芍、白术、桑叶各15g，当归10g，甘草6g。水煎服。阳盛血热者，加牡丹皮、栀子；阴虚内热者，加山茱萸、知母、麦冬；肝郁化热者，加柴胡、郁金、合欢皮。如上述各型中兼见血瘀症状者，选加丹参、益母草、桃仁、当归、川芎、赤芍之类，以改善血循环，促进胎儿长养

【临床体会】

中医专家尤昭玲等对胎萎不长进行了系统的实验和临床研究，发现以益气化瘀组成的双参养胎方能够提高 FGR 大鼠和临床患者红细胞变形能力，改善母血高凝、黏聚、浓缩状态，提高仔鼠或胎儿体重，改善胎盘功能，提高子宫 - 胎盘 - 胎儿血供，抑制子宫平滑肌痉挛，防止子代幼年智力、体格、免疫能力低下等。双参养胎汤由人参、丹参、当归、菟丝子、黄芩、白术等组成，人参、白术大补元气，以强壮母体而养胎；丹参能改善微循环，抗凝，镇静，缓解平滑肌痉挛，对提高子宫 - 胎盘 - 胎儿血供有重要作用；黄芩所含黄酮成分具有改善微循环、抗炎、降压作用；菟丝子富含锌、锰等微量元素，对胎儿生长具有重要作用；当归富含维生素 E 及微量元素，能促进机体造血功能，对于纠正贫血，维持妊娠有重要作用。

在治疗此顽疾时应特别注意两个阶段：一是妊娠前期用药以恢复患者身体气血脏腑功能。二是妊娠后以养血安胎为主，在治疗期间要随时观察患者的各种突变。辨证施治，方可以达到良好的效果。治疗期间，不能求速效，妊娠前后治疗需精细，值得注意的是妊娠前用药。

本病属高危妊娠范畴，是围产期各种高危妊娠在胎儿身上的集中表现，也是围产儿死亡的重要原因之一。其发病因素孕妇占主要成分，占 50%～60%，因此妊娠后更应注意避免诱发 FGR 的因素。预防本病应忌烟、酒、毒。保持心情舒畅，以使新陈代谢功能旺盛，脏腑气血和调。勿乱用药以防胎儿畸形或血氧供给障碍。饮食要五味调匀，勿偏食，保证营养均衡。积极治疗妊娠剧吐及合并症、并发症，以防胎盘功能减弱。定期作产前检查，及早发现异常，及早治疗，防止各种异常情况的发生与发展。预后调护需注意常取左侧卧位休息，勿过重过多进行体力劳动。注意呼吸新鲜空气，必要时应长期供氧及补充营养物质。

另有报道用当归汤加味也有很好的疗效。

本方药物组成为当归、白术、芍药、川芎、黄芩、丹参，可清热安胎，用于血热胎萎不长之证。本方以《金匮要略》中当归散为基本方，若有流产史并腰酸腿软者，加桑寄生、川续断；纳呆便溏，语音低，脉弱者，重用当归、白术；阴虚火旺者，加生地黄、地骨皮；阳虚者加肉桂（笔者认为易桂枝、巴戟天等较妥）。

用法：每日 1 剂，水煎 2 次，分 2 次分服，连服 7 天为 1 个疗程。

治疗结果：共观察 40 例，平均每人 6 个疗程。痊愈 39 例，占 97．5%，无效 1 例，占 2.5%。

（摘自《上海中医药杂志》）

十二、妊娠剧吐

【概述】

妊娠后 5～12 周出现头晕厌食，恶心呕吐频繁，进食即吐等，影响身体健康，称妊娠剧吐，属中医学“妊娠恶阻”范畴。

【辨证论治】

证型	主症	全身症状	方药	针灸
脾胃虚弱	妊娠6周左右出现口淡恶心，呕吐清涎或食物，甚则食入即吐，进食生冷则脘腹尤为胀闷，不思饮食	神疲乏力，倦卧嗜睡，起身则头晕，步态不稳，舌淡白胖，苔白滑，脉缓滑无力	香砂六君子汤加减，胃虚寒泛吐清水，胃部隐痛喜温喜按，加丁香3g，白豆蔻6g；若孕妇唾液分泌量异常增多，时时流涎，称“脾冷流涎”，加益智仁、白豆蔻各6g；呕吐剧烈者，加伏龙肝12g，柿蒂10g；呕吐不已，口干便秘者，苔少而剥，胃阴已伤，去木香、砂仁、茯苓，加麦冬、石斛、玉竹、沙参各10g。安胃饮加减	主穴取双侧足三里、太冲，配穴取内关、中脘。针用补法；灸两侧至阴、三阴交、肾俞各10min
肝热犯胃	妊娠6周左右，胃脘嘈杂，恶心呕吐，呕吐物为酸水或苦水，或食入即吐，甚则呕吐胆汁	平素性躁多怒，胸胁满闷，嗳气，喜叹息，头晕目眩，口苦咽干，渴喜冷饮，便秘溲赤，舌尖红，苔黄燥，脉弦滑数	加味温胆汤，陈皮、半夏、茯苓、枳实、竹茹、黄芩、黄连、麦冬、枇杷叶、芦根、姜。呕甚伤津，五心烦热，舌红口干者，加沙参、麦冬各12g，石斛、玉竹各10g；便秘者，加胡麻仁	主穴取双侧太冲平补平泻，双侧足三里用补法，配穴取阳陵泉平补平泻，加灸双侧至阴、太冲
痰湿阻滞	妊娠早期，呕吐痰涎，口淡而腻，不思饮食，胸膈满闷	头晕目眩，心悸气短，舌淡胖，苔白腻，脉滑	青竹茹汤（《济阴纲目》），鲜竹茹、橘皮、白茯苓、半夏、生姜；呕吐清稀痰多者，加苍术、白术、厚朴；呕吐清水，形寒肢冷，	主穴取双侧丰隆平补平泻，足三里用补法，配穴取内关用补法

（续　表）

证　型	主　症	全身症状	方　药	针　灸
			面色苍白者，加丁香、白豆蔻、藿香；呕吐黄水，头晕心烦，喜食酸冷为夹热，加黄芩、知母、前胡，或用芦根汤（芦根、竹茹、橘皮、麦冬、前胡）；腰酸者，加桑寄生、杜仲；小腹重坠者，加黄芪、太子参	
气阴两虚	反复呕吐不止，持续日久，不能进食，严重者出现呕吐带血样物，反复不愈	精神萎靡，形体消瘦，眼眶下陷，双目无神，四肢无力，肌肤干皱无光泽，低热口干，眼眶下陷，尿少便秘，唇舌干燥，舌红，苔薄黄或光剥，脉细滑数无力	生脉散合增液汤（《温病条辨》），人参、麦冬、芦根各10g，五味子6g，玄参、生地黄、竹茹各12g，乌梅4g，黄芩5g。剧吐不止者，加姜半夏、炙枇杷叶；口干烦渴者，加石斛、知母；腰酸，小腹下坠者，加桑寄生、苎麻根；呕吐带血样物者，加藕节、乌贼骨、乌梅炭；五心烦热者，西洋参5g含服	主穴取足三里、内关，配穴取中脘、太冲，灸双侧至阴、三阴交、肾俞各10min

【临床体会】

妊娠呕吐为妊娠早期常见现象，一般不需要药物治疗，部分反应较严重者需要治疗。中医治疗以“和胃降逆”为基本治则，临床方法丰富、多样，其在对症治疗的同时，还兼顾安胎，以巩固胎元，临床效果和预后优于西医疗法。

临床上可见部分妊娠剧吐的患者，因呕吐频繁，食入即吐，或不食也吐，难以服食中药，用针灸治疗不失为一个好的治疗选项，疗效不错，但妊娠早期胞胎未固，针刺治疗时取穴要少，手法不宜太重，以免影响胎气。足三里、内关为主要穴位，脾胃虚弱者加中脘，肝胃不和者加太冲、痰湿明显者加丰隆。

中药治疗妊娠剧吐疗效良好，但临床用药需注意以下几点。

1. 中药宜浓煎、少量分次呷服。临床所见，本病患者服药往往随服随吐，因此煎药时浓煎至少量药汁，少量频服而取效。服药前后也可先服少量姜汤，或按压内关穴。

2. 不可忽视通便。妊娠剧吐常因呕吐严重，不能正常进食，导致体内津液匮乏，肠道缺乏津液，导致便秘。可选用西梅、亚麻子等润肠通便，使肠气下降通畅，有助止吐。

3. 治吐与安胎并举。呕吐剧烈，可伤胎元，从而出现腹痛、腰酸、阴道出血等先兆流产的症状，在治疗呕吐的同时适当加入菟丝子、桑寄生、续断、山药等安胎之品，既可安胎也可养胎。

妊娠期间避免单独使用半夏，生姜具有在体内拮抗生半夏的毒性作用，配伍生姜、甘草可解半夏毒而避免流产。大量临床表明，半夏对妊娠剧吐疗效较佳，且并没有导致流产等不良反应。半夏一般使用炮制品，常用剂量 3～6g，严重可用 15～20g，但须配伍生姜 10～15g，甘草 6g。不少医生以姜半夏、姜竹茹、旋覆花各 10g，代赭石 15g，生姜 6g 辨证加减治疗妊娠恶阻取得满意疗效。

十三、妊娠咳嗽

【概述】

妊娠中后期，久咳不已，甚至五心烦热，夜间咳嗽尤甚，咽痒阵咳，常致胎动不安者，称为“妊娠咳嗽”，属中医学“子嗽”范畴。

【辨证论治】

证型	主症	全身症状	方药
痰火蕴肺	妊娠中后期，久咳不已，入晚咳嗽尤甚，咽痒阵咳，痰黄黏稠，胎动不安	胸闷烦热，入睡难，易醒，舌红苔黄腻，脉弦滑而数	荆龙牛蒡汤
阴虚火旺	妊娠中后期，干咳无痰，入晚尤甚，咽痒阵咳，甚则痰中带血，胎动不安	口干咽燥不喜饮，头晕目眩，两颊红赤，手足心热，舌红少苔，脉细数而滑	百合固金汤加减，生地黄、熟地黄、麦冬、百合、白芍、鸡血藤、玄参各10g，桔梗、川贝母、甘草各6g。火旺者，加黄柏、知母；难寐者，加琥珀、首乌藤；出血者加仙鹤草

【临床体会】

子嗽病因虽有外感、内伤之分，但病位均在肺，外感者治疗与内科咳嗽相仿，但要兼顾胎孕，发表不要太过，以免损伤津液。如有痰火犯肺，用清利痰火药要谨慎。如见有咳甚胎动不安，腹痛明显，小腹重坠，腰酸尿频等先兆早产之象，要注意安胎。

第3章　产后病

一、产后身痛

【概述】

产妇在产褥期，出现全身肢体关节疼痛、麻木肿胀、酸楚不适的症状，称“产后身痛”。西医的产后坐骨神经痛、多发性肌炎、产后栓塞性静脉炎、骨质增生等出现上述症状，可参考本病辨证治疗。

【辨证论治】

证型	主症	全身症状	方药	针灸
血虚风寒入络	产时或产后流血过多，遍身关节疼痛，肢体酸楚麻木，遇风寒加重，常兼乳汁不足	面色苍白，神疲无力，头晕心悸，怕冷，动则气短自汗出，舌淡，苔薄白，脉细无力	黄芪桂枝五物汤加附子、秦艽、当归、川芎；秦艽寄生汤	天应、阳陵泉、鹤顶、曲池、外关、肾俞、八髎
风寒湿痹	产后不慎感受风寒，周身关节疼痛，屈伸不利，或腰背强痛，两足不能着地，或痛无定处，或疼痛剧烈宛如锥刺，或肢体肿胀麻木，夜寐及遇寒加重，得热稍舒	面色苍白或虚浮，恶风怕冷，胃纳欠佳，舌淡苔白，脉细缓	当归四逆散加黄芪、防风、威灵仙；偏于湿，麻木重着加苍术、炒薏苡仁；偏于寒，痛剧加巴戟天、附子；偏于风，游走不定加羌活、秦艽、防风。趁痛丸	

（续　表）

证　型	主　症	全身症状	方　药	针　灸
湿热痹痛	素体阳盛，内有蕴热，感受风寒湿邪之后，寒湿化热，表现为关节红、肿、热、痛，或窜痛	或伴有发热，恶风，口干渴，心胸烦闷，舌苔黄，脉滑数等	清热除痹汤（刘奉五妇科经验产后关节痛）合四妙丸加减，忍冬藤 30g，威灵仙、防己各 9g，青风藤、海风藤、络石藤、追地风各 15g，桑枝 30g；趁痛汤（《经效产宝》）	
肝肾亏虚，腰背失养	流产胎漏常作，产后腰背冷痛加重，腰脚无力，甚或难于俯仰，或足跟痛	眼眶暗黑，头晕耳鸣，手足欠温，夜尿多，舌淡暗，苔薄白，脉沉细	独活寄生汤（《备急千金方》）；养荣壮肾汤（《傅青主女科》）	
血瘀阻络	产后身痛，按之痛甚，尤以下肢疼痛、麻木、重着、肿胀明显，皮肤稍红，发硬，关节屈伸不利，甚或不能着地行走，或可见恶露不畅或不绝，小腹疼痛	表情痛苦，或产后发热，继而身痛，胃纳欠佳，舌暗红，苔白，脉细弦或涩	身痛逐瘀汤（《医林改错》），加鸡血藤、桑寄生、威灵仙；路氏产后逐瘀汤	

【临床体会】

产后身痛虽分为寒痹和热痹两大类，但产后关节痛以虚为主，虚实夹杂为特点，治疗之法以扶正养血，活络止痛为主。然后分清其偏虚、偏瘀，或感受外邪，从而采取不同的方法。

如因产时失血过多，诸节空虚，筋脉失养者，治以养血益气，佐以温通止痛之法，用桂枝五物汤加制附子、当归、川芎、秦艽治之。

如因败血不尽，瘀血内阻，经脉不通者，治宜养血化瘀，疏通经络之法，用身痛逐瘀汤加鸡血藤、桑寄生、威灵仙治之。

如因产后气血亏损，风寒湿之邪乘虚侵袭，留滞筋脉关节，治宜温经散寒，养血通络之法，用当归四逆汤加黄芪、防风、威灵仙治之。偏于湿，则麻木重着加重，可加苍术、炒薏苡仁；偏于寒，则肢节疼痛剧烈，加用巴戟天、制附子；偏于风，则疼痛游走不定，可加秦艽、防风、羌活之类。

除药物治疗外，适当配合针灸疗法，能疏通经络，宣导气血，对疼痛的消除可收到较好效果。常用的穴位有天应、阳陵泉、鹤顶、曲池、外关、命门、肾俞、八髎等。先针后灸，或单灸不针，或单针不灸，以及手法的强弱补泻，当随患者的体质情况而定。一般来说，凡是虚证多采用单灸不针，或针上加灸之法；实证则多采用单针不灸，在手法则以泻法为主，对于虚实夹杂之证，则针灸并用，补泻兼施。

二、产后发热

【概述】

产后 1 个月内（产褥期内），出现发热持续不退，或高热寒战，并伴有小腹疼痛，恶露异常等其他症状者，称为“产后发热”。

【辨证论治】

证型		主症	全身症状	方药	针灸
血虚发热	血虚	产时或产后失血过多，身有微热，自汗，恶露量少，色淡质稀，腹痛绵绵，喜按	面色苍白，头晕目眩，心悸少寐，手足麻木，舌淡红苔薄，脉虚细微数	地骨皮饮（《太平惠民和剂局方》）加桑寄生、何首乌；圣愈汤；小柴胡汤合四物汤加减	三阴交、关元、中极，虚者用补法，加灸
	阴虚内热	产后失血，但热不寒，或少寒多热，午后夜寐热甚	两颧红赤，咽干饮不多，大便干燥，小便黄赤，舌质红，苔少或苔薄黄而干，脉细数	加减一贯煎加青蒿、鳖甲	外用，盐炒敷腹部
	劳伤气虚发热	微微发热，动则烘热，午后体温偏高	乍寒乍热，动则气短，身有微汗，头昏心悸，神疲肢软，腰酸，骨节酸痛，脉微细	补中益气汤或小柴胡汤加减	
	伤食发热	产后发热	不思饮食，吞酸嗳腐，脘腹胀满，舌苔厚腻，脉濡滑	保和丸；香砂枳术丸加鸡内金、神曲、山楂	
乳痈发热		乳汁涩滞不畅，乳房胀痛	发热恶寒，甚或高热寒战	瓜蒌牛蒡汤（《医宗金鉴》）加减	
外感发热	风寒袭表	产后恶寒发热，恶露如常，无下腹痛	头痛、身痛及四肢疼痛，无汗，或微汗出，鼻塞流涕，咳嗽，舌苔薄白，脉浮紧	荆防四物汤加紫苏；阳旦汤；参苏饮	

（续 表）

证型		主症	全身症状	方药	针灸
外感发热	外感风热	产后发热头痛，	微恶风寒，口干咽痛，咳嗽痰黄，微汗，舌红苔薄黄，脉浮数	银翘散合小柴胡汤竹叶汤	
	邪犯少阳	产后寒热往来	口苦，咽干，作呕，胸胁痞满，默默不欲食，舌苔薄白，脉弦数	小柴胡汤合三合散	
	外感暑热	暑天产后	身热汗多，口渴心烦，体倦少气，舌红少津，脉虚数	清暑益气汤（《温热经纬》）	
血瘀发热（新产后子宫复旧不良）		产后寒热时作，恶露量少，色紫暗有块，排出不畅，小腹作痛拒按	口干不欲饮，舌紫暗有瘀点，脉弦涩	生化汤去炮姜，加山楂、金银花、红藤、连翘、牡丹皮、蒲公英	
感染邪毒即产褥热	热入血室	产后高热寒战，热势不退，小腹疼痛拒按，恶露量或多或少，色紫暗如败酱，有臭气	烦躁，口干喜饮，尿少色黄，大便燥结，舌红苔黄，脉数有力	解毒活血汤（《医林改错》）加金银花、益母草；五味消毒饮合失笑散，加牡丹皮、赤芍、鱼腥草、益母草；银翘解毒汤（《疡科心得集》）加益母草，高热甚加连翘、白薇、柴胡，汗多烦渴不解者，加石膏、天花粉等	

（续 表）

证型		主症	全身症状	方药	针灸
感染邪毒即产褥热	热盛伤津	产后高热寒战，热势不退，小腹疼痛拒按，恶露量或多或少，色紫暗如败酱，有臭气	高热，大汗出，烦渴引饮，脉虚大而数	白虎加人参汤加石膏、天花粉、人参叶	
	瘀热互结胞中		小腹痛加剧，恶露不畅，大便秘结	大黄牡丹汤（《金匮要略》）加败酱草、红藤	
热入营血		产后高热汗出，烦躁不安，斑疹隐隐，舌红绛，苔黄脉弦细而数		清营汤加紫花地丁、红蚤休	
热陷心胸		产后高热不退，神昏谵语，甚或昏迷，面色苍白，四肢厥冷，脉微欲绝		清营汤送服安宫牛黄丸或紫雪丸	
热深厥脱		产后面色苍白，四肢厥冷，脉微欲绝（相当于西医中毒性休克阶段）		独参汤；生脉散；参附汤	
脉痹（盆腔血栓性静脉炎）		产后或妇科手术后、1～2周出现寒战、高热反复发作，抗炎治疗无效	或见下肢肿胀发硬，皮肤发白，小腿腓肠肌与足底疼痛与压痛，甚者痛不可着地，舌暗脉弦	选用抵当汤（《金匮要略》）合四妙勇安汤（《验方新编》），随症加减。热退后需继续巩固治疗，以避免产后身痛等后遗症的发生	

（续 表）

证 型	主 症	全身症状	方 药	针 灸
蒸乳发热	产后3～4天泌乳期见低热，可自然消失，俗称“蒸乳”，不属病理范畴		瓜蒌散（瓜蒌、甘草、酒、生姜）加王不留行、通草或用通乳散	

【临床体会】

产后发热，指产褥期内发热持续不退，或突然高热寒战，并伴其他症状为特点的疾病，与产后气血多虚、多瘀的气血变化有关。采用中医或中西医结合治疗，效果较单纯使用西医抗生素要好，既能避免抗生素的不良反应及耐药性，又可迅速提高产妇抗病能力。

治疗产后发热，须掌握以下几个关键问题。

1. 产后有“多虚多瘀”的特点，清热勿过于寒凉，化瘀勿过于攻逐，解毒勿过于发散，消导必兼扶脾。总之，在祛邪时要注意保护正气；邪退后要重视调补脾胃，促进气血生化，恢复元气。同时要重视活血消瘀，如其恶露未净时不可一味壅补，导致恶血留内，变生他证，注意补虚不滞瘀。

2. 产后病有病当治其病，病去则要重视补正气。病情如需要用寒凉、攻下，不可犹豫，以免贻误病机。但中病即止，避免损伤正气。

3. 产后发热，不论病属湿热蕴结，或邪入少阳，大多兼有瘀血。如偏血虚，加当归、白芍等；偏血瘀，则加桃仁、红花、五灵脂、益母草。

三、产后排尿异常

【概述】

产妇在分娩后发生小便不通，尿频、尿痛，或小便失禁者，统称为产后排尿异常。患者多有产程过长，会阴侧剪，产时或产后失血过多等病史。

【辨证论治】

证型	主症	全身症状	方药	针灸
脾肺气虚	产后小便不通，小腹胀急，坐卧不安，时欲小便但尿出不畅，或小便频数，严重甚则小便失禁	面色无华，神疲乏力，动则加重，气短懒言，小腹下坠，面色不华，舌红，苔薄白，脉缓弱	补气通脬饮，黄芪30g，麦冬、通草各10g。加茯苓皮、陈皮、肉桂；气虚甚者加党参15g，白术12g；血虚甚者加当归、白芍各12g，熟地黄15g；血瘀甚者加琥珀粉（冲服）5g；湿热甚者加炒黄柏、炒知母各10g。每日1剂，水煎服，早晚各服1次	三阴交、关元、归来、中极、水道
肾阳虚	产后小便不通，小腹胀急而痛，尿意频欲解不能，或尿频数，日夜数十次之多，小便失禁，夜间或遗尿	面色暗，腰膝无力，形寒怕冷，舌暗而淡，苔白滑，脉沉细无力	附子汤合桑螵蛸散（《千金翼方》）	三阴交、关元、归来、中极、水道、肾俞、命门，针加灸
湿热蕴结	产后尿意频数，尿道灼热，涩痛，或小便艰涩不通，溺黄	胸闷纳呆，口干口苦，大便不畅，舌根黄腻苔，脉数	加味五淋散（《医宗金鉴》）加益母草	

（续 表）

证 型	主 症	全身症状	方 药	针 灸
膀胱损伤蓄血内阻	多因产程不顺或接生不慎，手术损伤膀胱，出现产后小便失禁，或排尿不畅或尿中带血丝，小腹拘急疼痛，绵绵不休	发热恶风，心烦不安，面色苍白，表情痛苦，舌淡苔白，脉细弱	黄芪当归散加白及、桃仁、益母草；桃仁承气汤合滋肾丸；尚有开提肺气，被喻为“提壶揭盖”法，以荆芥、桔梗、杏仁、紫菀、葶苈子为主药；另有通大便以利小便时，方名“倒换散”	
肝气郁结			柴胡疏肝散加当归、茯苓皮、通草、素馨花、益母草	三阴交、关元、归来、中极、水道、曲池、外关

【临床体会】

产后小便异常辨证时着重分清虚实，虚者常以气虚下陷，肾不化水论治，若单下焦瘀滞者，少佐散瘀之品，常有良效。药用党参、黄芪、当归、甘草、肉桂、泽泻、通天草。恶露不畅者加川芎、益母草、王不留行等。

夏桂成认为产后小便不通的治疗应在辨证论治的基础上，用泽泻、车前子、猪苓、茯苓等通利之品，现代药理研究证实了当归、川芎、牛膝、红花、五味子等有收缩平滑肌的作用，亦可选用。

产后癃闭因湿热感染者，除清利湿热之外，当注意膀胱蓄血，影响气化，加重癃闭，用桃仁承气汤加味。药用桂枝、桃仁、红花、当归、泽兰、大黄、续断、桔梗、黄柏、知母、肉桂、车前子、川牛膝等。

尚有开提肺气一法，被喻为“提壶揭盖”法，是以荆芥、桔梗、杏仁、紫菀、葶苈子为主药。

另有通大便以利小便，大黄为必用之品，方名倒换散，即大黄、荆芥二味治癃闭，证治得当，亦获佳效！

班秀文诊治经验：产后尿闭要根据虚实不同而辨证论治。由于本病的虚实均有“小便不通”的主症，都与膀胱的气化有关，所以其治疗总以通利小便为原则。然后辨清其虚实的轻重，标本的缓急，本着虚则补之，实则泻之的要求，根据产后虚瘀的特点，虚者当用温阳补气，鼓动膀胱气化作用，从而达到化气行水的目的；实者在扶正的基础上，采取或清润，或疏利之法，使小便通畅，以达到利尿而不伤正的目的。

产后小便不通，属脾肺气虚，不能通调水道，膀胱气化失司之病变，宜用补气行水之法，以补气通脬饮（黄芪、麦冬、通草），加茯苓皮、广陈皮、肉桂治之。补气通脬饮虽有补气润肺通行之力，但行气渗利之力不足，故加用茯苓皮、陈皮二味，以醒脾行气，少佐肉桂以温化，则渗利通尿之力加强。

产后小便不通，属肾阳虚弱，不能鼓动膀胱气化的病变，宜温阳补气，行水通利之法，以附子汤治之。

产后小便不通属七情过极，肝气郁结，疏泄失常的病变，宜用疏肝通利之法，以柴胡疏肝散加当归身、茯苓皮、通草、素馨花、益母草治之。

虚证以补气固肾或滋阴为主，实证以清利湿热为主。治疗时要注意，产后亡血亡津，多虚多瘀，清利不宜过用苦寒，补虚不忘祛瘀。

四、产后血劳

【概述】

因产时或产后阴血暴亡，导致日后月经停闭，性欲丧失，生殖器官萎缩，伴表情淡漠，容颜憔悴，毛发枯黄脱落，形寒怕冷，疲劳虚弱无力。西医席汉综合征可参考本病。

【辨证论治】

证 型	主 症	全身症状	方 药
气血亏损	产后月经闭止，头发脱落变稀疏，手足发麻，性欲减退或丧失，甚至生殖器萎缩，阴道干涩	面色无华，头晕，少气懒言，神疲乏力，动则加重，自汗心悸，舌淡苔薄，脉细无力	十全大补丸加鹿角胶、紫河车、淫羊藿
肝肾阴虚	产后月经闭止，头发脱落变稀疏，皮肤干燥，性欲减退或丧失，甚至生殖器萎缩，阴道干涩	头晕目眩，腰膝酸软，消瘦，反应迟钝，舌淡少苔，脉沉细稍数	人参鳖甲汤（《妇人大全良方》）加紫河车，或集灵膏加减《张氏医通》。大便难加当归，脾虚便溏加白术
脾肾虚损	产后月经闭止，形寒怕冷，四肢冷，腰酸无力，头发脱落变稀疏，性欲减退或丧失，甚至生殖器萎缩，阴道干涩	表情淡漠，容颜憔悴，纳呆食少，腹泻便溏，舌淡苔白，脉沉细无力	黄芪散去羚羊角，加紫河车、仙茅、淫羊藿，或右归丸

【临床体会】

本病多因分娩时大出血，阴血暴脱，精气耗伤，脑髓失养，脏器虚损成劳而成，治疗时以峻补为主，不可一见月经停闭即以通经，以免犯虚虚之戒。

五、产后大便难

【概述】

新产后，饮食如常，大便难解，或数日不解，或排便时干燥疼痛，难于解出者，称为产后大便难。

【辨证论治】

证 型	主 症	全身症状	方 药
血虚津亏	产后大便干燥，数日不解，或解时艰涩难下，但腹无胀痛，饮食如常	面色萎黄，皮肤干燥不滋润，舌淡苔白，脉虚涩	四物汤加肉苁蓉、生何首乌、柏子仁；滋肠五仁丸加当归；养正通幽汤
阴虚火燥	产后大便干燥，数日不解，或解时艰涩难下，大便干结，腹部胀痛	口干心烦，脘中痞满，小便黄赤，舌质红苔薄黄，脉细数	两地汤合麻子仁丸（《经效产宝》）；当归麦冬汤（《李聪甫医案》）；当归、川芎、茯苓、肉苁蓉、火麻仁、核桃仁、地骨皮、陈皮、炙甘草、麦冬、人参、五味子
气虚失运	大便数日不解，临厕努挣乏力，便出软	汗出短气，头晕眩，神疲乏力，舌质淡，苔薄白，脉虚缓	圣愈汤加杏仁、郁李仁，或润燥丸（《万氏妇人科》）；王渭川经验方，党参、生黄芪各60g，鸡血藤18g，当归、香附、木香、槟榔、九香虫、土鳖虫各10g，升麻、益母草、鹿角胶各24g
阳明腑实	大便干结，数日不解，脘腹胀满疼痛	身有微发热，矢气臭秽，口苦口渴口臭，口舌生疮，舌红，苔黄厚或黄燥，脉弦数	玉烛散（《玉机微义》）加莱菔子、山楂，或当归承气汤（《素问病机宜保命集》）

【临床体会】

产后大便难是产后常见病，以饮食如常，大便难解，或数日不解，或排便时干燥疼痛，难于解出为特点。主要因产后营血骤虚，津液耗损，肠道失去濡养；或阴虚火盛，津液进一步耗损，肠道失去濡养；或元气亏虚，无力推动肠道蠕动；或进食不当，阳明腑实。治疗以养血益气，润肠通便为主。产后便秘，血虚为多，临床经验用当归、肉苁蓉较妥，五仁丸中郁李仁服后有致腹痛的不良反应。用药不要过于峻泄与苦寒，避免伤津液与元气。或胎儿较大，产程过长，胎前即影响膀胱，使直肠受迫，产后子宫复旧不全，影响腑气虚滞，功能不畅，导致大便困难。可用补中益气汤加宣滞活络之虫类药以理气通结。

六、产后血晕

【概述】

产妇分娩后，突然发生头晕眼花，不能起坐，或心胸满闷，恶心呕吐，痰涌气急，心烦不安，甚至口噤神昏，不省人事，称为“产后血晕”。

【辨证论治】

证型	主症	全身症状	方药	针灸
血虚气脱	产时产后失血过多，血稀，突然晕眩，心悸胸闷，渐至昏不知人	面色苍白，眼闭口开，手开肢凉，冷汗淋漓，舌淡无苔，脉微欲绝或浮大而虚	独参汤加补血解晕汤（《傅青主女科》），若症兼神昏，肢冷汗出用参附汤回阳救逆；若伴阴道出血不止，则于参附汤中加姜炭；神定志清后，心悸气短，脉虚者用当归补血汤，或用生化	

（续 表）

证 型	主 症	全身症状	方 药	针 灸
			汤加参（《傅青主女科》）；下血过多，致头晕目眩，口渴喜饮，心烦不寐用生脉散加山茱萸、龙骨、牡蛎、阿胶、龟甲	
瘀阻气闭	新产后恶露不下或涩少，小腹阵痛拒按，甚至心下急满，神昏口噤，不省人事	气粗喘促，两手握拳，牙关紧闭，面色紫暗，唇舌均紫，脉涩	夺命散（《妇人大全良方》），加当归、川芎；加味生化汤（《傅青主女科》）加川牛膝、益母草、五灵脂、黑神散、琥珀	针到眉心、水沟、涌泉等穴；艾灸百会；铁器烧红，淬醋中，熏鼻孔

【临床体会】

产后血晕是产后危急重症之一，是以产妇刚分娩后，突然头晕目眩，甚至神志不清为发病特点，相当于产后出血、妊娠合并心脏病致产后心衰等病证引起的虚脱休克。

产后血晕可分虚证与实证，虚证多因失血引起血虚气脱，心神失守；实证则因血瘀气逆，扰乱心神。主要依据产后晕厥的特点，结合恶露多少，下腹部有无胀痛来分辨虚实。

七、产后抑郁

【概述】

产妇在分娩后出现情绪低落、精神抑郁为主要症状的病证，是产褥期精神综合征中最常见的一种类型。临床表现为疲乏、爱哭、孤僻、失眠、厌世悲观、有犯罪感等，一般在产后1周开始出现症状，产后4～6周逐渐明显，平均持续6～8周，甚至长达数年。若不及时治疗产妇可出现自杀或伤害婴儿等行为，应尽早发现，尽快治疗。

【辨证论治】

证 型	主 症	全身症状	方 药
血虚气弱	产后焦虑，伤心流泪，失眠，食欲减退，性欲减退，疲乏，恶露量少，色淡质清稀	面色苍白，神疲无力，气短懒言，头晕心悸，昏昏欲睡，唇舌淡，苔少或无苔，脉细无力或细弱	茯神散(《医宗金鉴》)，如恶露日久不止，可酌加龙骨、牡蛎、血余炭等
心脾两虚	产后焦虑，抑郁，心神不宁，喜悲伤欲哭，情绪低落，失眠多梦，健忘，精神萎靡	面色萎黄，神疲乏力，纳少便溏，脘闷腹胀，舌淡苔薄白，脉细弱	归脾丸或养心汤
肝气郁结	产后心情抑郁，心神不安，入睡难而惊恐易醒，噩梦多，恶露量或多或少，色暗有块	胸闷喜叹息，两胁胀痛，心下拘急，颈部拘急，舌红，苔薄白腻，脉弦	加味逍遥散加首乌藤、合欢皮、磁石、柏子仁
瘀血内阻	产后抑郁寡欢，默然不语，失眠多梦，神志恍惚，恶露淋漓日久，色暗有块	面色晦暗，心前区憋闷，刺痛，舌暗有瘀斑，苔白脉弦或涩	调经散（《太平惠民和剂局方》）；芎归泻心汤（《普济方》）加石菖蒲、琥珀

【临床体会】

本病的辨证，首应重视产后多虚多瘀的气血变化特点，根据产后全身症状及舌脉辨明虚实及在气在血，分而治之。若患者产后，情绪低落，悲伤欲哭，不能自制，心神不安，动则气短乏力，懒言，入睡易，但易醒，醒后难再入眠，属虚证。若患者烦躁易怒，心下拘急，颈背拘急疼痛，舌暗有瘀斑，入睡难，常为实证。

八、产后恶露不绝

【概述】

产后恶露持续20天以上，量、色、质、气味异常，或伴有其他症状者，称为“恶露不绝”，但与西医学中子宫复旧不良，产后感染，胎盘残留而形成恶露不同。

【辨证论治】

证型	主症	全身症状	方药	针灸
气虚	产后恶露过期不止，量多，色淡，无异味，绵绵不绝，小腹空而下坠，数日不解，喜按喜揉	面色苍白，动则气短心悸，全身无力，舌淡苔薄白，脉细无力	举元煎（《景岳全书》）加益母草、艾叶、姜炭、何首乌；固摄冲任方（朱南孙临床经验），太子参、白术、白芍、黄芪、桑寄生、女贞子、墨旱莲、苎麻根、杜仲、桑螵蛸、海螵蛸、玉米须	气海、关元、大赫、足三里、三阴交、太溪、肾俞，用补法
血热	产后恶露过期不止，量多，色红，质黏稠，有臭秽气	面色潮红，口燥咽干，舌质红苔薄黄，脉细数	保阴煎加减：熟地黄、白芍、生地黄、山药，加二至丸，加乌贼骨、阿胶	
阴虚血热	恶露不绝而量多，色红而质稠	心烦易怒，心下拘急，两肋胀闷不适，舌尖边红，苔薄黄腻，脉弦细数	清经汤加墨旱莲、生牡蛎、仙鹤草、贯众炭、玄参、黄柏，去牡丹皮、茯苓	

（续　表）

证　型	主　症	全身症状	方　药	针　灸
热毒外袭，子宫内膜炎或盆腔感染	恶露日久不止，量多，色紫暗或深红，或浑浊如败酱，臭秽，小腹灼热刺痛	恶寒发热，低热烦躁，口苦咽干，口渴喜饮，舌红苔黄，脉数	轻者，约营煎（《景岳全书》）加益母草15g，马齿苋、茜草各10g。重者用红藤败酱苡仁散，或五味消毒饮（《医宗金鉴》）加五灵脂、炒蒲黄、败酱草、益母草	
血虚血瘀	产后恶露淋漓，涩滞不爽，过期不止，量时多时少，夹有或大或小血块，色紫暗，小腹疼痛，拒按	胸胁腹部胀痛，大便秘结，舌质暗，尖边有瘀点，脉沉紧弦有力	蔡小荪方，生蒲黄15～20g，阿胶10g 生化汤加益母草、田七；若气虚，伴见小腹重坠，加黄芪、党参；肝郁腹胀，脉弦，加郁金、香附、川楝子；若大量出血或长期反复不止，疑有胎盘、胎膜残留时，应行刮宫术	

【临床体会】

恶露不绝是产后的常见病，以产后血性恶露超过10天以上仍淋漓不净为主要特点，辨证时重在根据恶露的量、色、质、臭气等以辨寒热虚实而施治。

产后恶露不绝在临床上多见虚实夹杂、寒热互见，究其病因为气虚、血虚、血瘀等因素，从而导致肝肾虚衰、冲任失约、气血运行失常而恶露不绝。治疗时可选用补益肝肾、清热养阴、活血化瘀、凉血止血等法，互相配合。此病以瘀血患者居多，虚损不足者少，且多虚中夹实，故治疗首先应活血化瘀，即使扶正，必佐以牛膝、益母草、当归等活血化瘀，寓祛邪于扶正之中。

此病用生化汤加减，收效迅速。有人用原方加益母草、马齿苋，能增强化瘀活血之功，并促使子宫平滑肌收缩，从而能尽快排出恶露。生化汤为临床首选，可重用当归、川芎15～30g，气虚则加参、术。亦可加田七益血止血，促使瘀血或残留的胎盘排出。

气虚明显者，选举元煎加益母草、何首乌、艾叶、姜炭补气升提，温宫摄血。如因湿热感染，则以约营煎加益母草、茜草根，以清热凉血止血。

蔡小荪喜用生蒲黄配伍阿胶，止血而不留瘀，补血而不滋腻，寓涩于养。朱南孙善用益气固肾药，帮助胞宫复元，酌加五灵脂、赤芍、炮姜排出瘀块，临床疗效明显。

马齿苋有抗菌、促进子宫平滑肌收缩的功用，对湿热感染者可用生化汤配伍山楂10g，益母草15g，马齿苋10g。

同时在临床上，应结合妇科检查，排除绒毛膜上皮癌病变，以免贻误病机。

九、产后腹痛

【概述】

产妇分娩后至产褥期，出现以小腹疼痛为主症者，称为“产后腹痛”。产妇分娩后由于子宫复旧性收缩而发生阵发性腹痛，通常在产后1～2天较为明显，尤其是在哺乳时尤为显著，可逐渐自行消失，属正常。若腹痛阵阵，难以忍受，或腹痛绵绵，疼痛不停，影响产妇康复，则可参考本篇内容。

【辨证论治】

证型	主症	全身症状	方药	针灸
血虚	新产后小腹隐痛，数日不解，喜按喜揉，恶露少，色淡	面色苍白，头晕心悸，大便秘结，舌淡苔薄白，脉细无力	肠宁汤（《傅青主女科》）；圣愈汤去生地黄加蕲艾、香附、乌药；当归建中汤用于血虚兼寒，腹冷痛，得热稍舒，脉细迟；羊肉汤（《万氏妇人科》）产后补虚祛寒良剂	三阴交、关元、中极，虚用补法，加灸
血寒	产后小腹冷痛，得热痛减，不喜揉按，恶露量少，色紫暗有块	面色青白，四肢欠温，唇舌紫暗，苔白，脉沉紧涩	黑神散（《太平惠民和剂局方》）加琥珀；加减生化汤（《傅青主女科》）；香桂散（《证治准绳》）合失笑散加吴茱萸	外用，盐炒敷腹部
血瘀	产后小腹疼痛，拒按，得热痛减，恶露量少，涩滞不畅，色紫暗有块，块下则痛减	或伴胸胁胀痛，舌质暗，苔白滑，脉沉紧沉涩	生化汤加益母草，此为首选方；散结定痛汤（《傅青主女科》），用于体壮瘀结较甚者；补血定痛汤（《万病回春》），用于血瘀兼气滞者；寒凝血瘀者加小茴香、吴茱萸	

【临床体会】

产后腹痛以新产后小腹疼痛为特点，多发于经产妇，其发生与产后子宫收缩和复元状态有关。产后气血骤变，加之产后调摄不当，致血虚、血瘀，阻滞冲任，引起产后腹痛。临证应据腹痛特点及恶露的量、色、质等不同情况，同时参考全身症状来分辨寒热虚实。治疗时要考虑产后多虚多瘀的特点，用药以调养气血为主，血虚者补血益气，血寒者温经散寒，血瘀者活血散瘀。但产后多见虚证，在补血之中也要用活血逐瘀之法。

十、产后自汗盗汗

【概述】

产妇产后汗出持续不止，动则益甚，称为“产后自汗”。若睡后通身汗出，甚至湿衣者，称“产后盗汗”。

【辨证论治】

证 型	主 症	全身症状	方 药
气虚产后自汗	产后汗出不止，动则益甚，时时恶风，或兼缺乳，但亦有头汗出，到颈部停	面色无华，神疲乏力，动则加重，舌淡苔薄，脉虚无力	黄芪汤（《济阴纲目》），或麻黄根汤（《傅青主女科》）
阴虚产后盗汗	产妇熟睡后汗出多，甚则湿透衣衫，醒来则停	面色潮红，头晕耳鸣，口干咽噪，或五心烦热，腰膝无力，舌红少苔，脉细数	生脉饮合玉屏风散加山茱萸、煅牡蛎

【临床体会】

产后多汗多为气虚或阴虚所致，治疗时应注意固护阳气与阴血，并注意气血互生，阴阳互根的特点。

十一、产后乳腺病

（一）产后缺乳

【概述】

正常产妇产后应有丰富乳汁排出，然而并不是每位产妇都有足够的母乳来哺喂，医学上将乳汁量少，或逐渐减少，甚至全无，不够喂养婴儿定义为产后缺乳，乳汁来源于脏腑、血气、冲任，产妇的乳汁是否充足与脾胃气血强健有密切关系。产后缺乳多发生在产后数天至半个月内，也可发生于整个哺乳期。

【辨证论治】

证　型	主　症	全身症状	方　药	针　灸
气血虚弱	产后乳汁不足，甚至全无，乳房柔软无胀感，乳汁量少清稀，不足以喂养婴儿，或乳汁自行漏出。产褥期恶露量多，日久不绝	面色少华，神疲无力，动则气短心悸，纳少便溏，舌质淡红胖大，舌苔薄白，脉细弱	通乳丹（《傅青主女科》）加减，党参、当归、王不留行各15g，生黄芪20g，麦冬、丝瓜络、知母各10g，桔梗12g，通草7g，路路通6g，猪蹄（炖）2个；气虚为主者黄芪加重至30g，桂枝、升麻各6g；血虚头晕者加熟地黄、何首乌各15g，阿胶10g；乳汁清稀如水，漏乳甚，伴四肢清冷，脉沉微，加干姜6g，制附子、山药各15g。猪蹄汤，八珍汤加炙黄芪、漏芦、陈皮、通草药汁炖猪蹄	主穴取膻中、乳根，配穴取足三里、脾俞
肝郁气滞	产后乳汁不行，或平时乳汁正常或偏少，因焦虑而致两乳胀满而痛，或按之有块，挤之乳汁不出	精神刺激致焦虑烦躁身热，口苦咽干，胸胁胀满，嗳气食少，舌质暗红或舌尖边红，苔薄白，脉弦	下乳涌泉散（《清太医院配方》）。通乳汤（何子淮）加减，柴胡、白芍、郁金、八月札、路路通、青皮、橘络、通草、王不留行、僵蚕、漏芦；胸胁胀闷窜痛，腹胀纳差加白蒺藜9g；烦躁易怒，口苦目赤，加夏枯草12g，丝瓜络10g；身热，苔黄加黄芩10g；乳房结块胀痛灼热，加蒲公英30g，研末外敷。涌泉散（《医宗金鉴》）或通肝生乳汤加减	主穴取膻中、乳根，配穴取少泽、太冲、后溪、期门

（续　表）

证　型	主　症	全身症状	方　药	针　灸
瘀血阻滞	产后乳汁不行，乳房硬痛拒按，或乳房柔软，少腹块痛拒按	恶露不行或恶露不绝而量少，色紫暗有块，面色青白，舌质暗紫，或舌边有瘀斑，脉沉紧或弦涩	加味生化汤，当归、瞿麦、益母草各30g，川芎、泽兰各10g，桃仁6g，炮干姜、炙甘草各3g，红花5g；胸胁胀闷加柴胡、青皮各10g；少腹块痛消失而泌乳仍不增加，加党参15g，黄芪30g，升麻6g	主穴取膻中、乳根，配穴取少泽、后溪、三阴交、血海
痰浊壅阻	产后乳汁稀少或点滴全无，乳房肥大，按之柔软无胀感	形体肥胖，头晕身重着，嗜卧乏力，胸闷呕恶，厌食油腻厚味，大便溏或黏滞不爽，舌质胖，苔白腻，脉滑	苍术导痰汤加减，苍术、陈皮、半夏各10g，茯苓15g，炙甘草6g，祛湿化痰；白芥子、通草、石菖蒲、白芷各6g，香附10g，开窍通乳；进食寒冷食物，脘腹胀闷，大便稀泻，口淡多痰涎，加桂枝9g，干姜10g；若见乳汁行而稀少，乳汁稠黄，乳房胀痛，胸烦闷，主方去苍术、香附、白芥子，加全瓜蒌、浙贝母各15g，漏芦、天花粉各10g	主穴取膻中、乳根、足三里，配穴取少泽、太冲、后溪、丰隆
外感风寒	产后受寒，畏寒怕冷无汗，乳房胀痛，乳汁不行	头痛颈背拘急，腰背及全身关节疼痛，舌淡红苔白，脉浮紧	通乳饮（哈荔田），豨莶草、威灵仙、白芍、白薇各10g，海桐皮、川续断、当归、刘寄奴、王不留行、漏芦各12g，防风、穿山甲（代）、炒青皮各5g，细辛3g。服药3小时后以湿热毛巾热敷两乳，并轻轻按揉，以助乳腺通畅	主穴取膻中、乳根，配穴取风池、风门、中脘、内关、足三里

（续 表）

证型	主症	全身症状	方药	针灸
肝肾不足气血郁滞	产后乳房胀痛，乳汁稀少，流而不畅，恶露多而不尽	神疲乏力懒言，头晕耳鸣，面红潮热，心烦难入眠，咽干口燥不喜饮，舌红少苔，脉细数	下乳方（王渭川），沙参、生地黄12g，三七3g，鸡内金、川楝子、生白芍、阿胶、䗪虫、川贝母、夏枯草、茜草各10g，水蛭6g，首乌藤、王不留行各20g，蚕蛹10只	主穴取膻中、乳根，配穴取少泽、后溪、三阴交
肾阳亏虚精血不足	产后大出血、昏厥史，产后乳汁减少或全无，渐至乳房萎缩	面色苍白，羸弱畏寒肢冷，毛发稀疏脱落，表情淡漠，反应迟钝，腰背酸痛，皮肤干且粗糙，舌淡嫩，脉微细弱	资生散（王耀廷），鹿茸50g，黄精200g，山萸肉75g，人参、熟地黄、淫羊藿、石菖蒲、菟丝子、当归、淡菜、巴戟天各100g，鲍鱼75g，附子、五味子各75g，甘草50g，胎盘1具。共为细末，每次5克，日服3次服药期间出现发热口干者可用麦冬15g，枸杞子30g，开水浸泡代茶饮，并继续服前药	第一组：关元、中脘、足三里、三阴交 第二组：肾俞、脾俞、胃俞、太溪 两组交替使用，用补法加灸，除太溪只针不灸

【临床体会】

1. 辨虚实　乳汁不足有虚实之分，乳房柔软无胀痛为虚，乳房胀硬而痛或伴身热者为实。但若虚中夹实者也可有乳胁胀痛，实中夹虚者也可不见乳房胀痛。气血虚而乳汁稀少者，症见乳汁量少，或不行，无乳胀感，以手揉之濡软，挤之仍无乳汁泌出或仅见点滴，质多清稀而淡。因此，还要结合全身症状，以辨虚实。

2. *治疗原则* 乳汁资于血而化于气，其源在脾，其根在肾，其行在肝，故对本病的治疗多从脾、胃、肾、肝四脏入手，并依据证之虚实及因素的兼夹分别论治。如虚证以补脾肾，益气血为主，参以理气通络之品，实证则予理气行瘀，通络下乳，继补脾肾。其间，夹寒者温之，兼热者清之，兼风湿者疏散之，以达到补中有疏，行中有补，祛邪不伤正，扶正不碍邪的作用，因而多能取得较好疗效。虚证，以通乳丹补血益气，加钟乳石、女贞子滋肾壮元阳，生麦芽调肝利气机；实证，以刘寄奴、穿山甲（代）、玉不留行等化瘀通络，青皮疏肝理气，防风、淫羊藿、豨莶草、细辛等蠲除风湿，继用健脾益肾，和胃通络之剂善后。

3. *治疗* 产后缺乳的治疗应本着“三分治疗，七分调理”的原则，正确并合理地注意生活、饮食、精神等方面的调理对缺乳的防治非常重要。

（1）早期哺乳，早期治疗：早期母乳有无及泌乳量多少在很大程度上与哺乳开始的时间及泌乳反射建立的迟早有关。有人通过比较发现，产后1小时内即予哺乳，产妇的泌乳量较多，哺乳期也较长。一般在产后第2天即可开始哺乳，1周内可知乳汁是否充足。但有些产妇因为早期乳房不胀而自行中断或减少哺乳次数，更易造成缺乳。发现缺乳后应及时治疗，一般来说在产后半个月内治疗效果较好，若在产后1～2个月治疗，乳腺腺上皮细胞萎缩，此时往往用药效果不佳。

（2）注意恶露情况：若恶露过多或不止，则必耗血，影响乳汁化生，亦需同时治疗。

（3）注意乳房乳腺的发育：乳房乳腺发育差者，正如古人所说，虽经治疗，亦无益也。如有乳头凹陷或乳头皲裂，授乳困难，可用乳罩帮助之。

（4）养成良好的哺乳习惯：按需哺乳，勤哺乳，一侧乳房吸空后再吸另一侧。若乳儿未吸空，应将多余乳汁挤出。增加哺乳次数是增加乳量的最重要措施。尤其在婴儿4个月以前每天可哺乳10～12次，并适当延长每侧乳房的吸吮时间，如能保证晚间喂哺则更理想。婴儿对乳头的吸吮可通过神经反射刺激脑垂体分泌大量的催乳素，使乳汁分泌增加。

（5）营养和休息：要保证产妇充分的睡眠和足够的营养，但不要太过滋腻。应鼓励产妇少食多餐，多食新鲜蔬菜、水果，多饮汤水，如鲫鱼汤、鸡汤等，多食催乳食品，如花生米、黄花菜、木耳、香菇等。

（6）产妇宜保持好心情，注意精神情志的变化：避免过度的精神刺激，以致乳汁分泌发生异常。若产后情志不畅，忧郁，恐惧，紧张，必然影响乳汁分泌。需要对这种患者进行心理疏导，非单纯的逍遥散或下乳涌泉散所能治愈，处方用药时根据夏氏经验，在治疗实证时亦要考虑虚证，可在疏通方中加入少量补血药，在补养方剂中加入少量通乳药，在补血方剂中要加滋阴药，在补气方剂中要加补阳药，同时配合饮食营养，注意休息，调情绪，才能获取较佳效果。

（7）外治法：橘叶30g，葱白30g，煎汤熏洗双乳，每日1次。洗后用手掌来回轻揉乳房。

（8）走罐法：嘱患者脱去上衣，骑在椅子上，两手交叉放在椅把上，下颌压住上肢，头尽量向下低，两脚向前伸。从颈后脊椎两边由内向外排出拔罐，每罐向下走至腰部，连走 3～4 遍。再用中型罐于下肢足三里拔罐，向下顺着足阳明经的循行至足踝，每日 1 次，3～5 日可见效。

（二）产后急性乳腺炎

【概述】

产妇分娩后哺乳期乳汁不畅，乳房结块，随即红肿热痛，最后化脓，中医学称为“乳痈”，相当于现代医学的产后急性化脓性乳腺炎。

根据病变过程临床可分为三期：感染初期，可见乳汁分泌不畅，乳房结块，胀痛；酿脓期，乳房疼痛呈搏动性，伴高热，头痛，烦躁，口渴；成脓期，乳房肿块中央渐软，有波动感。

【辨证论治】

证型	主症	全身症状	方药	针灸
肝郁胃热（感染初期）	产后排乳不畅或乳头破损，或小儿吮吸不尽，或突然戒奶，乳汁蓄积，乳房肿胀，硬结疼痛拒按，皮色不变或发红	恶寒发热，口渴烦躁，身痛，尿黄便结，舌红，苔黄，脉浮数或弦数	早期用苏梗、柴胡、丝瓜络、路路通、漏芦、鹿角霜等尽快通乳，促使热退肿消痛止；瓜蒌牛蒡根汤（《医宗金鉴》）；外治可用公丁香研末，用干棉球塞鼻，每日 3 次，每次 6 小时；或鲜蒲公英捣烂外敷，化脓者不宜用	三阴交、关元、中极，虚者用补法，加灸

（续 表）

证 型	主 症	全身症状	方 药	针 灸
酿脓期	乳房肿块增大，硬结明显，患部皮肤焮红灼热，有持续搏动性疼痛，化脓征象	高热，头痛，烦躁，口渴，舌质红，苔黄，脉弦数	大量炒麦芽煎服，以达通乳与回乳之效；托里消毒散（《外科正宗》）	
成脓期	乳房肿块，中央渐软，有波动感		口服乳腺炎验方；外敷解毒消肿膏，切开排脓，用黄连浸泡液清洗疮面，加压包扎	
后期	乳房肿胀消退，脓液排出量减少，鲜红色肉芽组织在逐渐生长		用黄连浸泡液清洗疮面，黄连浸泡液纱条压在疮口，气血双补	

【临床体会】

乳汁蓄积和细菌感染是产生乳痈的关键，乳头皲裂又常是造成乳汁郁积的原因之一，可增加细菌感染的风险，故应防止乳头损伤，并早期治疗乳汁蓄积。

1. 自妊娠后期开始，经常用温水或肥皂清洗两侧乳头，常用酒精擦洗乳头乳晕，使局部皮肤变坚韧，不易损伤。

2. 保持好心情。乳房乳头与肝胃经有关，乳房部脉络通畅，全赖肝胃气血协调。精神情绪的好坏将直接影响肝胃，同时应有足够的休息和睡眠，使肝气调达，保持乳络畅通。

3. 注意营养，少食甘肥。产后既要注重营养，又应避免过食肥甘，以免胃热火盛，促成乳痈之变。

4. 每次哺乳后应将乳汁吸空，若有宿乳淤积，可用热毛巾热敷后用手挤出积乳，或用吸乳器吸空，或用按摩法排空。

5. 断乳前应逐渐减少哺乳次数，不宜突然断乳，并加服麦芽、山楂、鸡内金等消导回乳之品，若发现乳房结块，宜用外敷法散之，不宜挤乳。本病早期发现，早期治疗，极为重要。

第 4 章　围绝经期诸证

一、更年期抑郁症

【概述】

初次发病年龄于 45—55 岁绝经期前后，发病缓慢，病程较长。更年期是妇女机体与性腺功能向衰老过渡的阶段。此时机体的神经－内分泌等一系列功能处于不稳定阶段，适应环境应激的能力下降，容易在精神与生理上出现平衡失调。临床以情绪抑郁、焦虑、紧张和猜疑为主要症状。属中医学“脏躁”范畴。

中医学认为，更年期抑郁症涉及的脏腑主要是肾、肝、心、脾，不离气郁，治疗以疏肝理气，化痰清火为先，病久则需养血滋阴，益气扶正。肾精气两虚是根本，故补肾应贯彻始终。

【辨证论治】

证　型	主　症	全身症状	方　药
阴虚火旺	月经周期紊乱、闭经。夜寐烘热盗汗，面部潮红，手足心热，难入眠而早醒，无缘由的烦躁，看什么都不顺眼，易哭，易怒，或喜怒无常	舌与口腔有灼热感，咽干口燥饮不多，性欲减退，阴道分泌物减少，性交与小便时灼热疼痛。皮肤干燥、瘙痒，便干结难解，小便短黄，夜尿频，舌红少苔，脉细数	知柏地黄丸加玄参、五味子、当归、酸枣仁各 10g，麦冬 12g，黄连 6g，龙骨、磁石各 20g，牡蛎 30g，石菖蒲 5g，首乌藤 15g

（续　表）

证　型	主　症	全身症状	方　药
肝郁痰火扰心	月经紊乱，闭经。性情大变，丁点小事则搓手顿足，大发脾气，或整日提心吊胆，焦虑恐惧不安，唯恐大祸临头的感觉，内心深处有失落感，度日如年，对生活失望	忽烘热汗出，忽畏寒，一日反复多次。胸闷善太息，咽部似有痰，黏腻难咯，晨起洗漱则恶心欲吐，颈部拘急，头重痛，全身肌肉拘急疼痛，胃脘部拘急而紧，嗳气吞酸，目赤耳鸣，口干苦，大便干结，舌质红，苔黄腻，脉弦滑数	四逆散合温胆汤加黄芩、黄连、蒲公英、甘草
肝气郁结	月经紊乱，闭经。情绪不宁，整天害怕自己或亲人患病或发生意外，担心个人经济、家庭、工作等发生问题，其实往往与现实不相符，难入眠而易醒，起床则感头疼，全身乏力，注意力不集中，易怒	喉咙异物感，过度紧张不能放松，肌肉僵硬酸痛，手指或脚趾麻木或针刺感。胸胁、乳房和少腹胀痛，嗳气呃逆，腹部胀闷，心跳加速，呼吸困难，不思饮食，或嗜食以减轻焦虑，肠鸣腹痛急迫，而大便溏泄，或便秘难解，舌红苔薄腻，脉弦紧	滋水清肝饮合桂枝加龙骨牡蛎汤加减
肾阴阳两虚，虚火上炎	闭经，烘热盗汗畏寒，忽冷忽热，时莫名的恐惧，明知不会受到伤害也无法控制恐惧的情绪，精神萎靡，闷闷不乐，表情忧愁呆板	情绪低沉，嗜卧少动，形寒怕冷，四肢欠温，性欲减退，阴毛及腋毛脱落，阴道分泌物减少，性交时疼痛。全身关节疼痛，入睡易，但3—5时早醒，无法再入眠，面色苍白，动则神疲心悸，纳呆便溏，小腹重坠，带下清稀，尿频尿急，夜尿增多，咳嗽或行走时易至遗尿，舌质淡胖或边有齿痕，苔白，脉沉细	二仙汤合安神养心汤

（续 表）

证 型	主 症	全身症状	方 药
痰气郁结	月经紊乱，数月不行，精神失落，常有不如人意的情绪，对周围人和物都不感兴趣，对未来充满暗然，常萌生厌世之念。沉默少言，或自言自语，睡眠似睡非睡，醒后神疲乏力，烘热阵作，盗汗	语速慢，声音小，反应迟钝，麻木僵硬，咽中不适，似有物梗阻，咳之不出，咽之不下，胸胁痞满，口苦口涩，苔白腻，脉弦滑	半夏厚朴汤加香附、枳壳、佛手、旋覆花、代赭石、威灵仙；或用温胆汤加黄芩、贝母、瓜蒌皮、苏梗、生姜

【临床体会】

更年期抑郁症乃本虚标实之证，本虚在肾、脾，标实在心肝，以肾阴虚为主，一来肝失肾水滋养而致肝火亢盛，肝失疏泄，引起气机不畅，升降出入失常，使体内水湿代谢障碍，湿聚成痰，产生气滞痰郁的病变。同时由于心失肾水上济，呈现心火偏亢，心不安宁的证候，从而导致诸火（肝火、心火、痰火、郁火）、诸痰（气郁生痰、火盛炼痰）、气滞、阳亢等多种病理变化。因此，治疗更年期抑郁症要抓住火、痰、滞三者，速折其标实之势，一旦症状缓解，再增治本之品。

临证遣方用药时，泻火多取黄柏、知母、牡丹皮、地骨皮诸药；平肝多用生石决明、菊花、钩藤、白蒺藜之类；气滞者用柴胡、青皮、郁金、木香等；痰阻用陈皮、半夏、石菖蒲、胆南星、姜竹茹、浙贝母等；养心安神用丹参、柏子仁、远志、琥珀、磁石；缓急用远志、淮小麦、甘草、白芍、石菖蒲；健脾益气用党参、黄芪、云茯苓、白术；补益肾气用生地黄、熟地黄、巴戟肉、淫羊藿、枸杞。

本病虽属心肝火旺，但终是肾水不足之虚火，故在选用泻火药时忌用大寒大苦之龙胆、山栀、黄柏，知母既能滋阴，又泻火，首推；次为牡丹皮、地骨皮。若火旺甚，也可暂用川连、黄芩，但需中病即止。

急躁易怒，悲伤欲哭，喜怒无常，多思多虑者，每以甘麦大枣汤配石菖蒲、白芍、郁金用之；夜寐难安，甚则彻夜不眠者，加琥珀 1～2g，临睡前 1～2 小时吞服，有显效。

二、更年期综合征

【概述】

45—55 岁女性因卵巢功能消退，性激素减少而出现血管舒缩功能失调，产生以阵发性发作的烘热、潮红、自汗和心悸为特征的症候群，称为“更年期综合征”。若在更年期前，因病切除或破坏卵巢，或卵巢功能早衰，提前绝经，也可出现更年期综合征。

【辨证论治】

证　型	主　症	全身症状	方　药
肝肾阴虚	绝经前后，月经周期紊乱，经量时多时少或淋漓不断，色鲜红，以夜间突然阵发烘热为主，大汗淋漓，湿濡衣被	颧红唇赤，心悸失眠，手足心热，口干咽燥不喜饮，舌质红，少苔，脉弦细数	知柏地黄汤加生龙骨、生牡蛎（先煎）、首乌藤、合欢皮。烘热严重者加清骨散（《证治准绳》），银柴胡 5g，胡黄连、秦艽、鳖甲（醋炙）、地骨皮、青蒿、知母各 3g，甘草 2g

（续 表）

证 型	主 症	全身症状	方 药
肾阴阳两虚	经断前后，月经周期紊乱，经量或多或少，阵发性烘热汗出而脱衣掀被，汗出后又有明显身寒肢冷，立即又得穿衣盖被，白天夜寐反复多次	精神萎靡，形寒肢冷，敏感易怒，失眠多梦，口干，便艰，腰酸膝软，尿频失禁，带下清稀，性欲减退，舌质淡，脉沉细数无力	二仙汤加减。烘热明显者，重用黄柏、知母；形寒怕冷明显者，加杜仲、菟丝子；汗多者加浮小麦、牡蛎；不寐者，重用首乌藤、茯神、黄连、珍珠母；血压偏高者加钩藤
阴虚火旺	经断前后，白天夜寐均见阵发性烘热，潮红先始于面、颈、前胸部，后波及下腹、躯干和四肢，皮肤片状红润充血，温度升高，患者多脱衣、袒臂、开窗、打扇。数分钟后汗出淋漓，体温恢复正常。夜间发作多因烘热，突从梦中惊醒，大汗淋漓，衣衫湿透	辗转反侧难入睡，有时彻夜难眠，次日神志恍惚，健忘，头痛头晕，心悸，面赤心烦，口干唇燥喜冷饮，烦躁易怒，大便干结，小便黄赤，舌红苔黄，脉数	当归六黄汤（《兰室秘藏》）加减，汗出甚者可加浮小麦、山萸肉；烘热颊赤者，加白芍、龟甲
肾虚血瘀	月经紊乱，经期前后不定，月经量时多时少，顽固性严重烘热，汗出，甚则大汗淋漓，夜间为甚	情志波动，多愁善感，五心烦热，心悸失眠，腰膝酸软，头晕耳鸣。舌红暗有瘀斑，苔薄黄少津，脉沉弦细涩	血府逐瘀汤合当归六黄汤加减

【临床体会】

1. *罗元恺经验* 肾虚是更年期综合征发病之本，经、孕、产、乳等数脱于血造成妇女肾虚，而肾是水火之宅，阴虚阳虚并存，临床常有烘热与畏寒相继出现的状况，治疗上在大队养阴药中加一味淫羊藿以达阳中求阴之效。肾虚虽为发病之本，但常因虚而气滞、血瘀，选用大量鸡血藤，对舌暗、肢麻、周身痛、胸闷有效。更年期综合征的烘热、汗出常持续多年难消除，特别是有长期服用雌激素史的女性尤为顽固，难以消除。

2. 柴松岩经验　柴老认为45岁以上的女性不宜用温肾兴阳、过分重镇潜阳或活血通利之品，而应保存患者已不足的阴液，以滋阴养血敛阳为主，用药不可过温、过燥、过补或过于通利，即使是脾肾阳虚浮肿的患者，也不用附子、巴戟天、仙茅等温肾兴阳之品，以免耗伤肾精；即使用温补之法，也要佐用养血滋阴之品为妥。

临床患者脉见细滑，说明以往可能有出血史或多产、多孕史，阴血损伤较重。用沙参、白芍、熟地黄、桑寄生、女贞子、淫羊藿、莲子心、远志等为主补肺益肾；烦躁、烘热、汗出，用百合、浮小麦、莲子心、黄连、生牡蛎等补肺敛汗，清心安神；头晕、高血压者用菊花、钩藤、枸杞子等，补肾阴清肝火；大便干者以瓜蒌、枳壳、荷叶通腑泄热；失眠者加用何首乌、阿胶珠、远志以安神益智；调理气机可用浙贝母、桔梗。

根据烘热、汗出等症状，还可判断疾病的虚实属性，烘热发生的时间是白天或夜寐，或白天夜寐均作，来区别阴虚还是阴虚血热；烘热之后有无明显汗出、畏寒，以鉴别阴阳两虚；若顽固难愈要考虑肾虚血瘀。

3. 蔡小荪经验　本虚在肾气，调理脾胃与补肾并进可避免肾虚不受峻补肾精，用蔡氏“养营固摄汤”加重补脾药，对更年期功血症者尤为有效，可止经血。标实在心肝，泻火不忘理气化痰。肾气衰，肝失肾水滋养，可致用阳上亢，肝失疏泄，聚湿成痰，心肾不交，火、痰、滞是治标。临证遣方用药，精简轻灵恒变有度，蔡氏用药泻火多取黄柏、知母、牡丹皮、地骨皮诸药；平肝频用生石决明、菊花、钩藤、白蒺藜之类；气滞用柴胡、青皮、郁金、木香等；痰阻用陈皮、半夏、石菖蒲、胆星、姜竹茹等；养心安神用丹参、柏子仁、远志、朱灯心、磁石；缓急用远志、淮小麦、甘草、白芍；健脾益气用党参、黄芪、茯苓、白术；补益肾气用生地黄、熟地黄、巴戟肉、淫羊藿、甘杞子。皆普通平常药物，随证选用 10～12 味为方，其中深悟药性功用十分重要，如本病泻火药的选用，虽病属心肝火旺，但终是肾水不足之虚火，故忌用大寒大苦之龙胆、山栀、黄柏。知母既能滋阴，又能泻火，当推首选药物，次为牡丹皮、地骨皮；若火旺甚者，也可选用川连、黄芩，但需中病即止，免犯虚虚之诫。凡急躁易怒，悲伤欲哭，喜怒无常，多思多虑者，每以甘麦大枣汤配石菖蒲、白芍用之。甘麦大枣配白芍柔肝养血，与甘草伍，助缓急之功，石菖蒲既能豁痰开窍，又能理气活血，治心气不宁，《重庆堂随笔》言其是“舒心气，畅心神，怡心情，益心志”之妙药也。五药相得益彰，用之颇验。疏肝解郁之品，蔡氏最喜郁金，认为其性轻扬，能散郁滞，顺逆气，上行而下达，对心肺肝肾火痰郁遏不行用之最佳。增琥珀末 1.2g，临睡前 1～2 小时吞服，有显效。

4. 哈荔田经验　治疗上当根据冲任损伤虚实的不同情况和不同脏腑，或先泻后补，或亦补亦疏，或补肝肾为主，或补脾肾为先，或两和肝脾，或心脾兼顾，后期总以补肝肾，理脾胃为善后之计。其间变化不离准绳，灵活而有规矩，不能拘于分型定法，而应无穷之变。临床体会，用药不宜过于辛燥，甚至诛伐无过。如清热不宜过于苦寒，祛寒不宜过于辛热，活血不宜过于峻逐，理气不宜过于攻破。临床常用方药如肝肾虚，以二至丸为基础，偏于阴虚阳亢，加桑寄生、枸杞、桑椹、麦冬、白芍、磁朱丸、生牡蛎、钩藤、蒺藜、菊花等，滋阴潜阳，镇肝息风；兼心火不足，心火妄动，加浮小麦、糯稻根、五味子、粉丹皮、东白薇、炒枣仁、远志、首乌藤、合欢花等养心安神，凉营泄热；兼肝火旺盛，加栀子、龙胆草、柴胡、白芍、生地黄、玄参、嫩小草、竹叶、莲子心等，滋阴柔肝，泻心肝之火。偏于阳虚内寒，加炒杜仲、菟丝子、川续断、淫羊藿、白仙茅、鹿角霜等温养督脉，益火之源。脾肾虚者，选用归脾汤加减，药如党参、白术、茯苓、远志、川续断、桑寄生、炒杜仲、女贞子等，偏于脾肾阳虚，气不行水，加怀山药、金狗脊、鹿角霜、威灵仙、冬葵子、冬瓜皮、淫羊藿等温阳利水，若统藏失职，月经量多，淋漓不止者，加棕榈炭、炒地榆、海螵蛸、川茜草、艾叶炭、炮姜炭等温经止血。偏于脾胃气虚，升降失常，加佩兰、半夏、竹茹、陈皮、紫厚朴等健脾和中，快气醒脾；每若兼心脾不足，行血无力，加橘叶、姜黄、石菖蒲、丹参、鸡血藤、分心木等通络活血，理气止痛。养血调经，逐痹通络，利湿通淋等方法，也常依据病情间或穿插应用。

5. 刘渡舟经验　刘老强调临床以阳热证居多，至更年期阳明津液渐枯竭，出现阴虚阳亢，虚热上扰，乳中虚烦的表现。

阳热型的更年期综合征，应从阳明胃着手，采用竹皮大丸加味治疗。

三、绝经后尿道综合征

【概述】

更年期女性雌激素不足导致老年性萎缩，容易产生下尿路刺激征，包括尿频、尿急、尿痛、下腹坠胀、排尿困难，而无膀胱尿道器质性病变及无明显菌尿。由于病程较长，患者几乎都有不同程度的使用抗生素治疗无效的病史。围绝经期女性尿道综合征的病机与一般淋证湿热蕴结下焦，膀胱气化不利有所不同，前者主要为肾气虚衰，肝郁气滞，心脉瘀阻，肾失气化，膀胱开合失节而致。

【辨证论治】

证　型	主　症	全身症状	方　药
阴虚火旺	更年期反复发作尿频，尿意急迫难忍，外阴和尿道干涩、烧灼感，排尿困难，或尿急失禁。小腹坠胀牵引至后下腰部疼痛，尿少色黄	烘热盗汗，夜寐较重，口干喜冷饮，头晕耳鸣，心悸少寐，健忘，口干目涩，皮肤干燥瘙痒，下腰酸痛，大便干结难解，舌红苔少，脉弦细数	当归地黄汤合小蓟饮子加减
脾肾阳虚	更年期，劳累则反复发作尿频尿急，尿色淡而清，小腹重坠，排小便无力，余沥不尽，咳嗽、打喷嚏则遗尿，夜尿频多，尿检无菌	疲劳精神不振，活力低下，面色晦暗而肿胀，形寒怕冷，腰膝与四肢发凉，听力下降或耳鸣，性欲减退，胃口差消化力弱，大便溏薄，舌质嫩红，苔白滑，脉沉弱	二仙汤合萆薢分清饮加枳壳 30g

（续 表）

证 型	主 症	全身症状	方 药
肾虚血瘀	绝经期，长期反复发作尿频尿急，尿道口灼热干燥疼痛，下腹部重坠胀不适，尿检无菌	烘热盗汗，面部潮红，夜寐尤甚，口干目涩，白带少，皮肤瘙痒或肌肤甲错，夜眠多梦，口干渴而不欲饮，舌质嫩暗有瘀斑，脉沉细而涩	知柏地黄丸加川牛膝、益母草各15g，海金沙、鸡内金、厚朴、桃仁各10g，枳壳20g
肝郁湿热	更年期长期处于紧张焦虑之中，反复出现少腹拘急胀痛，排尿不畅，尿频、尿急，尿痛，遗尿等。不但白天经常上厕所，失眠则夜尿尤频，尿前小腹胀痛尿急难忍，小便量并不多，甚至点滴而下。尿检正常无菌	精神紧张，入睡难而易醒，烦躁焦虑，多疑多虑，口苦咽干，颈背拘急，胸闷喜叹息，两胁痛，周身肌肉疼痛，舌质红，苔黄腻，脉弦数	柴胡、白芍、黄芩，远志、石菖蒲、茯苓、枳壳、厚朴、浙贝母、黄连、琥珀、黄柏、苍术、牛膝、薏苡仁、蒲公英、瞿麦、王不留行、金钱草、益母草
气阴两虚	更年期，小便浊，尿频、尿急、尿刺痛，时作时止，咳嗽、打喷嚏则尿失禁，小腹重坠胀腰腹疼痛，活动多则加重，尿检正常无菌	面色无华，活动则头晕气短声低，全身乏力，午后或夜间烘热面红，手足心热，口干咽燥，目涩无泪，大便干燥，舌质光红，苔薄或剥，脉细数无力	清心莲子饮（《太平惠民和剂局方》）加减

【临床体会】

有研究表明，女性泌尿道感染由更年期前的3%上升到更年期的15%～20%，因更年期女性雌激素水平下降，膀胱和尿道也和生殖器发生萎缩性变化，改变了尿道平滑肌弹性组织和纤维组织的比例。使原本富含肌肉的弹力尿道变得张力减退，内压下降，从而干扰了尿道与膀胱的协调作用，造成尿频、尿急、尿痛等尿路刺激症状。其次女性激素水平下降可使尿道周围胶原纤维增生，发生梗阻，而致排尿不畅。因此部分此类症状的患者用了不少抗生素，尿道已经找不到细菌，但症状并不消失。因而，围更年期尿道综合征患者在治疗下尿道症状的同时，一定要重视对围更年期的治疗，方可取效。

在临床上，要从三方面考虑用药，也可加用针灸。

更年期女性体质以肾虚为主，补肾补气中药是必用之品，有助于提高身体的免疫力，有效对抗尿道与膀胱内的条件致病菌，减少或消除感染。另外，补肾补气药具有抗衰老功能，不少补肾药有类激素的功用，能减缓膀胱、尿道和生殖器的萎缩变化。但补肾药的选用应根据患者体质寒热不同，分别选用补阳或补阴的不同中药，常用二仙汤、知柏地黄丸等。

枳壳、乌药等理气药能促进尿道平滑肌的弹性恢复，有助于恢复尿道与膀胱的协调作用，但使用剂量要大，常用 25～40g 方能见效。活血化瘀药能减轻尿道周围胶原纤维增生与梗阻，恢复正常排尿，血府逐瘀汤、益母草、牛膝等是常选之剂。适当使用清热利湿通淋之品能增强清除病邪的能力，以利于膀胱、尿道生理功能的恢复。疏肝解郁安神之品具有调节神经系统功能，消除不良的心理因素。

我认为对本病的预防，要彻底治愈尿路感染、肛肠疾病和妇科疾病，不要滥用抗生素；要养成良好的排尿习惯，不要长时间憋尿；要加强膀胱训练，可以在踮脚尖的状况下练习收缩小腹与尿道；此外针灸疗法也有很好的效果。

四、绝经后骨质疏松症

【概述】

妇女绝经前后，卵巢功能衰退，雌激素水平下降，骨质流失和骨组织破坏，导致骨质变脆，临床表现为身长缩短，活动受限，不能负重，易于发生骨折。属中医学“骨痿”“骨痹”“腰痛”等病名。骨质疏松症是一种系统性骨病，以骨量下降和骨的微细结构破坏为特征，表现为骨的脆性增加，从而导致骨折的危险性大大增加，即使是轻微的创伤或无外伤的情况下也易引起骨折，且在骨折发生之前，通常无特殊临床表现。此外，骨质疏松会给老年人带来疼痛、骨折、骨骼畸形等危害。

【辨证论治】

证型	主症	全身症状	方药	针灸
肾精亏损	绝经后，双侧腰痛以酸软为主，喜揉按，腿膝无力，遇劳更甚，卧则减轻	烘热盗汗，手足心热，夜寐尤甚，心烦失眠，口干目涩，阴道干涩，皮肤干燥，夜尿频，舌红少苔，脉弦细数	左归丸加减，熟地黄、山药、枸杞子、山萸肉、菟丝子、鹿角胶、龟甲胶、牛膝、续断、紫河车、女贞子、墨旱莲、生龙骨、生牡蛎等	取肾俞、命门为主穴，选配足三里、委中、阴陵泉、梁丘、犊鼻各穴。针刺用补法，留针15min。可加用揉法、推法，均用补法

（续 表）

证 型	主 症	全身症状	方 药	针 灸
脾肾阳虚	绝经数年，腰背部沉重发凉疼痛，牵引两肋与胸部，四肢骨节挛急，沉重难举，有麻冷感，小关节僵直、屈曲难伸。下肢无力，不耐久行久站。昼轻夜重，骨骼变形，弯腰驼背，足跟疼痛，脱发，牙齿松动	精神不振，形寒怕冷，重者夏天也凉，嗜睡，听力下降或耳鸣，性欲减退，大便溏泻，舌质淡胖边有齿痕，苔白润，脉沉细迟弱以尺部为著	二仙汤合右归丸加减，熟地黄、淮山药、山茱萸、枸杞子、鹿角胶、菟丝子、当归、杜仲、巴戟天、淫羊藿、补骨脂、骨碎补、肉苁蓉、陈皮等	肾俞穴位埋线；针刺神阙、关元、气海等，加密骨丹（补骨脂、骨碎补、续断、白芍等）贴敷；针刺悬钟、肾俞、命门等穴
肾虚血瘀	绝经数年，腰脊僵硬酸痛，腰脊挺直伸举困难，关节麻木疼痛，不耐多行多劳，夜寐翻身转动身痛加重，休息后疼痛未见减轻。适当活动疼痛减轻，活动稍多则疼痛加重，面色暗黑，牙齿干枯脱落	面色暗有黄褐斑，肌肤甲错，夜眠多梦，口干渴而不欲饮。舌质嫩暗有瘀斑，脉沉细而涩	补肾活血汤，淫羊藿、肉苁蓉、龟甲、淮牛膝、当归、补骨脂、续断各15g，熟地黄、川芎各10g，杜仲、丹参各30g，红花12g。水煎服，每日1剂，每服6天停药1天，连用6个月	

（续　表）

证　型	主　症	全身症状	方　药	针　灸
肝肾两虚，气虚血弱	绝经数年，周身骨痛持续不已，稍提重物则加重，休息后缓解。骨骼变形，腰膝酸软，腓肠肌痉挛疼痛，步履蹒跚，足跟疼痛。头发脱落，牙齿无力，摇动脱落，不能进食硬物。影像学检查见骨密度减少，骨皮质变薄，以髋部、腰椎处明显，椎体可见楔形病变等	精神不足，胃纳减退，怕冷，气短心怯，胸闷气短，说话少气，目干涩而不耐久视，舌体瘦小光红，脉细弱	茯苓、薏苡仁、肉苁蓉、丹参各15g，枸杞子、山药、补骨脂、牛膝、杜仲、山茱萸、淫羊藿、骨碎补、蛇床子、大黄、延胡索、何首乌各10g，续断8～20g，鹿茸、三七、菊花各5g，黄芪20g	
风寒湿凝滞筋骨	绝经期，腰及关节沉重发凉，甚者如坐冷水中，得暖则舒，遇寒冷或阴雨天气加重。腰痛时轻时重，左右不定，牵引两足，或连脊背，或关节游痛。腰膝冷痛，肢节屈伸不利，或麻木不仁，畏寒喜温，夜寐与天气寒凉则加重	心悸气短，舌质胖淡或有齿痕，舌苔白润或滑，舌苔多滑腻，其脉缓或沉细或缓重压有力	独活寄生汤加减（《备急千金要方》）	

【临床体会】

中医学认为绝经后骨质疏松症主要病机是肝肾虚，兼有脾虚和痰瘀阻脉，治疗应以补肾壮骨，健脾益气，活血通络为主。

临床研究显示，补肾中药能对抗骨吸收，提高患者的骨密度，纠正体内激素的失衡，可以预防骨骼退行性变化，药物中微量元素对骨骼代谢存在多种影响，特别对胶原纤维的合成及骨形成和骨吸收的动态平衡有重要作用。常用药物有淫羊藿、地黄、骨碎补、补骨脂、龟甲、牛膝、杜仲、鹿角胶、山药、菟丝子、山萸肉、肉苁蓉等。补肾药配合健脾补气药物，如黄芪、茯苓、白术、党参等，有助于提高骨密度。桃仁、红花、当归、丹参、鸡血藤、三棱、莪术、没药等活血化瘀药，可以改善微循环和血液流变学，从而改善骨骼供血，消除疼痛。此类草药常具有类激素作用，通过调节体内激素及其受体水平来防治骨质疏松，如牛膝、续断、丹参还直接参与钙的代谢。在改善骨密度上常有明显的效果。

骨质疏松症需要综合治疗，除中草药外，针灸、中药外敷或外洗、多进行户外运动等，都可强壮骨骼并有助于止痛。完成一个骨质重建需要 3～6 个月时间，可选用浓缩粉或丸药长期服用。

第5章 妇科杂病

一、阴道炎

（一）滴虫性阴道炎

【概述】

滴虫性阴道炎是由阴道毛滴虫引起的女性阴道感染性疾病，主要症状为稀薄的泡沫状白带增多及外阴瘙痒，属于中医学“阴痒”“带下”范畴。辨证时应以阴部瘙痒及带下的量、色、质、气味和伴有的全身症状作为本病的重点，参合舌质、舌苔、脉象及外阴局部症状进行认证。滴虫性阴道炎白带中可夹杂血丝，临诊时应与赤带等进行鉴别。

【辨证论治】

证　型	主　症	全身症状	方　药
肝经郁热	外阴或阴中瘙痒或奇痒难忍，白带量多，多呈灰黄色泡沫状或带脓样或夹血丝，有腥臭味，妇科检查发现阴道或子宫颈黏膜有充血或散在出血点	身热面赤，心烦易怒，口苦而干，或胸胁胀痛，可有尿频、尿急、尿道灼痛。大便秘结，小便短赤，舌红苔薄黄或黄腻，脉弦数	龙胆泻肝汤加减：龙胆草、黄芩、山栀子、泽泻、木通、车前子、当归、柴胡、生地黄、川楝子、鹤虱、蛇床子、桃叶、百部各10g，白鲜皮30g，贯众15g。湿热重者，加黄柏9g，白花蛇舌草15g；带多者，加椿根皮、芡实各12g；伴尿频、尿急者，加萹蓄10g，瞿麦12g。水煎服，每日1剂。连服20天为1个疗程

（续　表）

证　型	主　症	全身症状	方　药
肝肾阴虚夹湿	外阴及阴道内瘙痒、皲裂，或有灼热、疼痛、性交痛等。入夜加重，外阴肥厚，色紫褐或灰白。白带增多，呈稀薄脓性、黄绿色、泡沫状，有臭味。也可出现尿频、尿急甚至发生间歇性血尿现象，月经紊乱，滴虫也是导致不孕的原因之一	长期低热或五心烦热，心烦寐少，头昏眼花，口干不欲饮，耳鸣，腰酸，舌红少苔，脉细数。妇科检查可见外阴有表浅溃疡，甚至抓破流血，脉细数	知柏地黄汤合萆薢渗湿汤加减，生地黄、熟地黄、泽泻、牡丹皮、山萸肉、知母、黄柏、鹤虱、乌梅、苦参、蛇床子、桃叶、百部各10g，山药15g，白鲜皮、地肤子各25g。水煎服，30天为1个疗程
脾虚湿热	外阴及阴道瘙痒灼痛，带多色黄如脓，或呈泡沫状，或夹赤带	面色萎黄，倦怠乏力，纳差便溏，小便清长，舌白苔腻，脉濡弱	萆薢渗湿汤加减，萆薢、赤茯苓各12g，黄柏、薏苡仁、牡丹皮、泽泻、木通、苍术、白术、地肤子各9g，蛇床子、桃叶、百部各10g；湿重者，加苦参9g，柴胡6g；阴痒剧者，加白鲜皮、鹤虱各9g。水煎服，每日1剂

【临床体会】

湿热生虫是本病的主要病机，故中医主要针对该病机治疗，但湿热伤人日久，可损伤人体肝肾之阴，所以在后期的治疗中要特别注意滋补肝肾，兼以清热除湿。本病可分为两型，即湿热生虫证和肝肾不足证。治疗滴虫性阴道炎最主要的方法是熏洗疗法。

药物组成：黄连 10g，黄柏 15g，苦参 20g，生百部 20g，蛇床子 30g，地肤子 20g，白鲜皮 20g，石榴皮 15g，紫荆皮 15g，花椒 10g，龙胆草 9g，明矾 10g，桃叶 10g。

上药加水 2000ml，煮沸后再煮 15min，过滤后用药液坐浴或洗阴道壁，每日 1 次，7 次为 1 个疗程。

中西药联合杀虫灭菌灭滴灵 200mg 阴道深部上药，根据辨证选用口服与外用中药，能够收到良好的治疗效果。

注意事项：①经期禁用外治药及阴道冲洗或坐浴等；②治疗期间禁房事以防交叉感染，最好夫妻双方同时治疗；③保持浴巾的清洁和干燥，并常在太阳下晾晒。

现代药理研究：黄连、黄柏对包括白色念珠菌在内的细菌有广谱抗菌效用和明显的抗阴道滴虫作用与抗霉菌作用。枯矾有收敛与凝固蛋白的作用；对白带过多、阴道宫颈溃疡等，蛇床子、百部、桃叶、苦参有较好的杀虫止痒、止带下的作用；丁香具有抗多种致病性真菌的作用。

（二）霉菌性阴道炎

【概述】

霉菌性阴道炎 80%～90% 由白色念珠菌感染所致，念珠菌通常是一种腐败物寄生菌，可生活在正常人体的皮肤、黏膜、消化道或其他脏器中，经常在阴道中存在而无症状。当阴道糖原增加、酸度升高时，或在机体抵抗力降低的情况下，便可致病，长期应用广谱抗生素和肾上腺皮质激素可导致机体内菌群失调，改变了阴道内微生物之间的相互制约关系，抗感染的能力下降。此外，维生素缺乏、严重的传染性疾病，或妊娠期、绝经后曾用较大剂量雌激素者，可使霉菌感染率大为增加。

生殖器念珠菌病是一种以阴痒、白带增多为主要特征的疾病，属中医学带下病、阴痒病范畴，中医辨证以体虚湿热的虚实夹杂证候为要点，临床根据体质虚实不同，白带的量、色、气味及全身状况予以辨证施治。

【辨证论治】

证　型	主　症	全身症状	方　药	针　灸
湿热下注	外阴、阴道瘙痒，灼烧感，外阴、会阴、肛门周围常发红或水肿；可有成群水疱丘疹、严重者形成浅溃疡；有时出现排尿痛、性交痛，外阴疼痛及局部淋巴结肿大。阴道黏膜红肿，瘙痒严重时坐卧不宁，寝食难安，白带量多，质稠，呈豆渣样或乳凝块状	小腹胀痛，口苦、口黏、口渴不喜饮水，大便黏滞不畅，小便黄短赤，涩痛，舌红苔黄腻，脉滑数	萆薢渗湿汤加苦参、白鲜皮、土茯苓等	针刺：关元、气海、中极为主穴，归来、水道、足三里为配穴。5～10次为1个疗程 外用艾熏：将点燃的艾条放到一个小桶里，然后坐在小桶上熏，每次15～20min，每日1次，7～10天为1个疗程
阴虚夹湿	阴部干涩痛痒难忍，皲裂、灼痛，入夜加重，带下量多或正常，质稠，呈豆腐渣状，或夹血丝，有时出现排尿痛、性交痛。妇科检查可见外阴有表浅溃疡，甚至抓破流血	长期低热，伴见五心烦热，口干尿涩，舌红少津，口干不欲饮，耳鸣，腰酸，舌红少苔，脉细数	知柏地黄汤加苦参、白鲜皮等	蠡沟、中极、三阴交、曲泉、太溪、照海。蠡沟针尖向上斜刺，使针感向大腿内侧放射；中极针尖稍向下斜刺，使针感向前阴放射；其他腧穴常规针刺

（续　表）

证　型	主　症	全身症状	方　药	针　灸
肝胆湿热	带下量多，如豆渣样，质稠，有臭味，阴部瘙痒较甚，灼热疼痛，妇科检查可见外阴部有多个表浅溃疡，或表面有白色的膜覆盖。量多、呈豆腐渣状，有时出现排尿痛、性交痛	身热面赤，心烦易怒，口苦而干，或胸胁胀痛，大便秘结，小便短赤，舌红苔薄黄或黄腻，脉弦数	龙胆泻肝汤加牡丹皮、黄柏、苦参、蛇床子等	针刺：大敦、蠡沟、太冲、中极、三阴交 外用艾熏：将点燃的艾条放到一个小桶里，然后坐在小桶上熏，每次15～20min，每日1次，7～10日为1个疗程
脾虚湿热	外阴及阴道瘙痒灼痛，带下量多，色白，质黏稠，带下清稀如水样，量多色白，绵绵不绝，无臭，外阴瘙痒、灼痛，妇科检查可见小阴唇两侧黏膜及阴道壁上有乳白色片状伪膜覆盖，擦除后可见黏膜充血，水肿。有时出现排尿痛、性交痛	面色萎黄，倦怠乏力，纳差便溏，小便清长，口黏腻或口苦，便溏，舌白苔腻，脉濡数	完带汤合萆薢渗湿汤加减	关元、气海、中极为主穴，归来、水道、足三里、肾俞、脾俞、膈俞、百会

【临床体会】

中医学治疗阴道炎，除内服中药外，还可外用熏洗、坐浴、阴道擦洗，使药物直达病所，能大大提高疗效。

1. 保健

（1）不吃糖分高的食物，治愈后也要少吃。

（2）多喝酸奶（特别是有活性嗜酸乳酸杆菌的酸奶，能消灭有害的类酵母菌）。

（3）不要使用身体除臭剂、碱性强、含香水的浴液，这些都会刺激阴道区域。

（4）穿棉质内裤，尽量不穿连裤袜。

（5）夫妻双治。

（6）霉菌性阴道炎易复发，在临床症状完全消失后必须坚持治疗 1～2 个疗程，以巩固疗效。在治疗的同时患者还应保持外阴清洁，以防复发。

2. 清阴汤冲洗　苦参 30g，黄柏 20g，土茯苓 50g，归尾 20g，木槿皮 30g，白鲜皮 30g，枯矾 10g。以上放入锅内，加水 800ml，煎至 500ml，过滤药渣，用消毒过的阴道冲洗器冲洗；亦可用 50ml 或 100ml 注射器吸药汁直接插入阴道内冲洗。

现代药理研究表明，黄连、黄柏对包括白色念珠菌在内的细菌有广谱抗菌效用和明显的抗阴道滴虫作用与抗霉菌作用。枯矾有收敛与凝固蛋白的作用，可有效治疗白带过多、阴道宫颈溃疡等。蛇床子、苦参有较好的止痒和止带下的作用。冰硼散、土荆皮有杀霉菌的功效，在外用药中应加入。丁香具有抗多种致病性真菌的作用。

（三）老年性阴道炎

【概述】

老年性阴道炎多见于绝经后的中老年妇女，或虽未到绝经年龄，但由于各种病因引起绝经的女性。

女性绝经后卵巢功能衰退，雌激素水平降低，阴道上皮不能正常发育成熟，上皮细胞变薄，且糖原分泌减少，阴道呈碱性，阴道杆菌生长障碍，无法分解出足够的乳酸以降低阴道 pH 值，致使阴道抵抗力下降，正常菌群生长失调，病菌易入侵，导致老年阴道炎。本病占绝经女性的30%，占所有阴道炎的5%。属中医学“带下”“阴痒”“绝经前后诸症”范畴。

【辨证论治】

证型	主症	全身症状	方药	针灸
肾阴虚心火旺	外阴及阴道溃疡、瘙痒，干涩疼痛，黄水淋漓，带下量多，连绵不断。性交干涩疼痛，有小出血点。常伴有尿频、尿急、尿痛或小便失禁	烦躁易怒失眠，口干舌燥，心下与小腹拘急疼痛，舌质胖大，苔黄腻，脉弦细重压有力	阴部外洗方：清心莲子饮。清心莲子石莲参，地骨柴胡赤茯苓，芪草麦冬车前子，躁烦消渴及崩淋	针刺：气海、关元、志室透命门、秩边、足三里 艾灸：选带脉、神阙、阴交、关元、中极、次髎、肾俞，悬灸或直接灸
肝郁化火，阴虚夹湿	绝经期后阴部干枯、萎缩，阴中灼热瘙痒，甚则坐卧不安。常伴尿频、尿痛，或小便失禁。带下量少，色淡黄而干，夹杂血丝。但尿液、血检均未见感染	烘热、畏寒、盗汗反复发作，夜寐尤甚，心烦难寐，咽干不喜饮，心下或小腹拘急硬痛，大便或痛泻，日行多次，或干结难解，小便频急而灼痛，舌红苔薄黄腻，脉弦细数	大柴胡汤合知柏地黄汤加减	中极、下髎、血海、三阴交、蠡沟。奇痒难忍加曲骨、大敦；心烦少寐加间使。针刺用泻法

（续 表）

证型	主症	全身症状	方药	针灸
肝肾阴虚化燥	月经将绝或已绝，外阴、阴道瘙痒，灼热疼痛，入夜尤甚，阴道干燥，性交疼痛，带下量多，黄水样，混有血迹	头晕目眩，心烦易怒，腰膝酸软，五心烦热，烘热汗出，夜寐尤甚，舌红少苔，脉细数	知柏地黄丸加二至丸，白带多加芡实、金樱子。阴部外洗方，蛇床子、紫花地丁、赤芍、苦参、黄柏、蒲公英各15 g，煎汤坐浴，每次20min，1个月为1个疗程	大赫、阴交、肾俞、归来、太溪、带脉。针用补法

【临床体会】

老年性阴道炎实证者甚少，大多因阴血不足，不能濡养阴道，治疗以甘润养血为主，佐以祛风止痒之品为宜。即使虚中夹实，即阴虚或脾虚夹有湿热者，亦应从虚论治，仅加入1～2味清利之品即可。老年性阴道炎常因生活或精神压力，再加更年期身体变化，导致精神焦虑，以及烘热盗汗等更年期综合征，从而导致老年性无菌性阴道炎，与自身免疫性疾病如干燥征相关，用清利之品更伤其阴，更加难治。用药宜舒肝解郁，滋阴泻火之法，方能见效。必要时适当选用山萸肉配何首乌、炙龟甲配紫草、生熟薏苡仁同用。

1. 明确诊断　要注意排除生殖道肿瘤，以及排除滴虫性与念珠菌性阴道炎，以免耽误病情。

2. 提高免疫，改善体质　老年女性卵巢功能衰退，体内雌激素水平下降，阴道内酸度降低，阴道黏膜杀灭病菌的能力下降。提高免疫功能，改善体质是主要的中医治疗原则。

3. *重视预防，调整饮食*　老年性阴道炎的发生与雌激素有密切关系，同时与缺乏B族维生素有关。在某些植物性食物中的植物雌激素具有类似雌激素的结构，可以发挥类似雌激素样的作用，对于由于雌激素减少而引起的一些症状有一定的改善作用。在食物中要适当补充蛋白质，如进食蛋、奶、肉类以改善体质。目前已发现含植物雌激素的食物有100多种，如葛根、大豆、石榴、苹果、大蒜、樱桃、燕麦等。适量多进食一些富含植物雌激素的食物，不仅可补充雌激素，还可减少药物雌激素给人体带来的不良反应，相对更安全，补充起来也更方便。粗粮、豆类、胡萝卜、绿色蔬果等含有大量B族维生素，对改善症状也有帮助。尽量少吃高盐和高油脂食物与甜品，以免加重炎症。

4. *适度过性生活*　中老年女性适度的性生活可兴奋女性生殖器局部，使血液循环增加，改善局部组织的新陈代谢，还可防止阴道的过度萎缩。并可刺激机体增加雌激素的分泌，有效提高雌激素水平。此外，男性精液中还含有精液细胞素，有杀菌的作用，是一种天然的抗菌蛋白质，也有利于女性阴道局部健康，还可有效防止阴道粘连的发生。需要注意的是，老年性阴道炎患者在阴道炎的急性期，尤其有脓性白带或含血时，应禁止过性生活，以防引起发炎的黏膜撕裂、出血、疼痛，加重感染。

5. *注意局部护理*　在外阴部位出现不适时，可用温水清洗外阴，不可用热水烫洗外阴，也不可用肥皂水清洗外阴，以免加重皮肤干燥，引起瘙痒。自己的清洗盆具、毛巾不要与他人混用。外用药浴法：黄连 10g，黄柏 20g，苦参 20g，生百部 20g，蛇床子 30g，枯矾 12g，丁香 10g。水煎煮 30min，熏洗坐浴 20min，每日 1 次，连用 7～10 天。

6. *不要乱用药物*　引起老年性阴道炎的细菌多为大肠埃希菌、葡萄球菌等杂菌，不像育龄期女性以念珠菌性阴道炎、滴虫性阴道炎最多见，因此不要乱用治疗霉菌或滴虫的药物，更不要把外阴阴道炎当作外阴湿疹而乱用激素药膏，否则会适得其反。雌激素药膏要在医生指导下使用。另外，老年女性阴道黏膜很薄，阴道内弹性组织减少，性生活时有可能损伤阴道黏膜及黏膜内血管，使细菌乘机侵入。因此，在性生活前可以在阴道口涂少量油脂，以润滑阴道，减小摩擦。适度的性生活及适当的防护措施能有效减少损伤和炎症的发生。

女性绝经后体内雌激素明显减少，受雌二醇的影响阴道表层细胞在绝经数年后变薄，同时细胞内糖原减少，抑制乳酸产生，使阴道内 pH 值升高。又因乳酸杆菌减少，阴道自净作用减弱，对感染的抵抗力降低，易发生阴道炎。老年性阴道炎不似潮热、出汗等围绝经期症状，在经过若干年后可自行缓解，必须治疗才可改善。西医常用雌激素、抗生素配合外用治疗，疗效肯定，但常出现乳房胀痛、乳头着色、小腹不适及阴道出血等不良反应，且长期使用雌激素增加了子宫内膜癌、乳腺癌的发病风险。

中医学认为，老年女性肝肾精血亏虚，易生风化燥，阴部肌肤失养，不荣而痒。若肾阳虚损，阳虚内寒，则带下清冷；若肾阴偏虚，相火偏旺，则赤白带下。本病多为肝肾不足，兼有湿热等虚实夹杂之证，故临证时宜攻补兼施，内外合治，配合局部用药，效果更好。

（四）非特异性阴道炎

【概述】

不是由特异的病原体引起的阴道炎症统称为非特异性阴道炎，临床上以阴道坠胀、灼热，分泌物增多、味臭，黏膜充血，触痛为主要表现。属中医学“阴痒”“带下”“阴肿”“阴痛”范畴。各年龄段女性均可发病，多见于育龄期妇女。

【辨证论治】

证　型	主　症	全身症状	方　药	针　灸
湿热下注	带下量多，色白或灰黄，质黏稠，其气秽臭，阴部瘙痒	胸闷心烦，少食，口苦咽干，或咽部有痰、黏腻不爽难咯，烦躁易怒，小腹或少腹作痛，小便短黄，舌红苔黄腻，脉滑数	四妙散合止带方；外用阴道熏洗方	主穴取归来、水分、蠡沟、太冲、行间、阴陵泉、中极、次髎、曲泉、会阴，配穴取阳陵泉、内庭、侠溪，或丰隆、太白、三阴交
肝经湿热	带下量多，色黄或黄绿如脓，质黏稠或如泡沫状，臭秽味，淋漓不断，伴阴部瘙痒，同房或大便时下腹部疼痛。尿频、排尿灼热，时有疼痛与排尿不畅	精神焦虑紧张，烦躁易怒，胸胁胀满，口苦咽干，小便色黄，舌质红苔黄，脉弦滑数	龙胆泻肝汤合四妙散；外用阴道熏洗方	取带脉、中极、阴陵泉、下髎、行间，用泻法。阴中痒痛者加蠡沟、太冲；带下色红者加间使

（续　表）

证　型	主　症	全身症状	方　药	针　灸
湿毒蕴结	带下量多，黄绿如脓，或赤白相兼，状如米泔，质黏稠或如泡沫状，臭秽难闻，淋漓不断，小腹、阴部灼热疼痛，可有大疱及溃疡糜烂疼痛，反复发作难愈	时有低热，下腰部酸楚疼痛，口苦咽干饮不多，大便秘结，或黏腻难解不爽，舌红苔黄腻，脉滑数	五味消毒饮加萆薢渗湿汤；外用阴道熏洗方	取带脉、中极、阴陵泉、下髎、行间，用泻法。阴中痒痛者加蠡沟、太冲；带下色红者加间使
肾气虚寒湿为患	外阴瘙痒，带下量多，色白或淡黄清稀，连绵不断	腰腿酸痛，形寒怕冷，四肢欠温，小腹冷感，夜寐尿频，大便溏，舌质淡，苔薄白，脉沉细	附子汤加蛇床子、苍耳草、槟榔	带脉向前斜刺不宜过深；三阴交、白环俞直刺，使骶部出现较强的酸胀感；行间、关元、气海针尖向下斜刺，使针感传至耻骨联合上下，肾俞、太溪加灸
脾虚	带下量多，色白或淡黄清稀，连绵不断	面色苍白或萎黄，手足冰冷，容易疲劳，进食生冷则易胃肠胀气，小腹重坠而胀，大便稀软或次数多，小腿易浮肿，舌质淡胖，苔薄白，脉细缓	完带汤加减	带脉、关元、三阴交、白环俞、脾俞、足三里；另取命门、神阙、中极，加灸，每穴5min，隔日1次，10～15次为1个疗程

（续　表）

证　型	主　症	全身症状	方　药	针　灸
阴虚夹湿	反复发作阴部干涩，瘙痒皲裂、灼热痒痛，入夜加重，带下量不太多，呈黄色或赤白相兼，质稠或味臭，妇科检查可见外阴有表浅溃疡，甚至抓破流血	五心烦热或长期低热，口干尿涩，舌红少津，口干不欲饮，耳鸣，腰酸，失眠多梦，舌红苔黄腻，苔心剥落或地图舌，脉细数	知柏地黄汤加苦参、白鲜皮等	主穴取蠡沟、背俞、命门、关元俞、太溪、太冲、行间、阴陵泉、中极、次髎、曲泉、会阴。配穴取阳陵泉、丰隆；归来、丰隆、太白、三阴交
脾虚湿热	外阴及阴道瘙痒灼痛，带下量多，色白，质黏稠，带下清稀如水样，量多色白，绵绵不多，无臭，外阴瘙痒、灼痛，妇科检查可见小阴唇两侧黏膜及阴道壁有乳白色片状伪膜覆盖，擦除后可见黏膜充血，水肿	面色萎黄，倦怠乏力，纳差便溏，小便清长，舌白苔腻，脉濡弱	易黄汤合萆薢渗湿汤加减	带脉、中极、三阴交、白环俞、行间、脾俞、足三里
本虚标实	少女阴部瘙痒不已，阴中吊痛，入夜加剧	病程日久	当归芍药散加苍耳子、蛇床子、白鲜皮、防风	

【临床体会】

大部分的慢性阴道炎患者可服用中药控制病情，中药虽然有抗菌作用，但最重要的作用是调理体质，提升患者的免疫力以对抗病菌。中药没有抗药性，疗效比较持久，是应用抗生素外的一个好选择。患者免疫力提高了，就会大大减少炎症的反复发作。

急性发作的阴道炎以实证为主，一般用完带汤、龙胆泻肝汤、五味消毒饮一类祛湿热毒邪的处方，相当于抗生素的消炎作用。但临床也常见疾病反复发生，免疫功能低下，疾病无法根治的本虚标实证，以及病邪日久，正气受损的虚证，需要用补法，或攻补兼施的方法。

1. 穴位贴敷法　取白鸡冠花（醋炙）、红花（酒炒）、白术、荷叶（烧灰）、茯苓、车前子各等份，黄酒适量。将诸药混合粉碎研末过筛。每次取药末35g，用黄酒调成稠糊，分别涂于神阙、脾俞（双）穴，盖以胶布固定，每3日换药1次。

2. 外用坐药法

（1）阴道熏洗方：黄连10g，黄柏20g，苦参20g，生百部20g，蛇床子30g，枯矾12g，丁香10g，水煎煮30min，熏洗坐浴20min，每日1次，连用7～10天。

（2）蛇床子、川椒、土茯苓、冬青叶、鲜火炭母、枯矾等煎水熏洗，每日2～3次，内外并治。

阴道炎为妇科顽症，应及早明确病原菌，进行针对性治疗。临床采用熏洗、坐浴或填塞等外治法，可使药物直接作用于阴道局部，收效迅速。常选用清热除湿、泻火解毒、祛风杀虫的药物外治，如蛇床子、鸦胆子、凤仙花、黄柏、苦参、蒲公英、地肤子等煎剂灌洗阴道，狼牙草煎剂，猪胆栓外塞阴道，疗效显著。远志栓塞，苦参研粉外撒，百部、芙蓉叶煎剂熏洗坐浴，仙鹤草浓缩液外搽，治疗滴虫性阴道炎，决明子、马鞭草、虎杖煎药液熏洗坐浴，加石榴皮，取其酸性有抑制滴虫的作用。治疗霉菌性阴道炎等，土荊皮取其碱性有抑制霉菌的作用，鹅不食草干粉胶囊外塞阴道，治疗念珠菌性阴道炎等。独药外治阴道炎药简效宏。

现代药理研究表明，黄连、黄柏有广谱抗菌作用。枯矾有收敛与凝固蛋白的作用，对白带过多、阴道宫颈溃疡等有效。蛇床子、苦参有较好的止痒和止带下的作用。丁香具有抗多种致病性真菌的作用。

二、盆腔炎

【概述】

盆腔炎是指女性的内生殖器及其周围结缔组织、盆腔腹膜发生急性炎症感染，包括子宫内膜炎、子宫肌炎、输卵管炎、卵巢炎、盆腔结缔组织炎、盆腔腹膜炎等。急性盆腔炎若治疗不及时、不彻底，可导致慢性盆腔炎，而慢性者又可急性发作。属中医学“热入血室”“带下病”“癥瘕”“腹痛”等范畴。临床采用中西医结合治疗的方法，可缩短病程，提高疗效。

【辨证论治】

<table>
<tr><th colspan="2">证型</th><th>主症</th><th>全身症状</th><th>方药</th><th>针灸</th></tr>
<tr><td rowspan="3">急性盆腔炎</td><td>湿热下注，湿毒壅盛</td><td>突然发病，高热恶寒，头重痛，下腹疼痛拒按，按之有反跳痛，压痛点多在耻骨联合上缘两侧，下腰胀而坠痛，带下量多色黄质稠，有臭秽气，阴中灼痛。月经先期、量多，经期延长，非经期发病可有不规则阴道出血</td><td>口干苦，大便秘结或黏滞不畅，便时里急后重，小便黄短赤涩，伴尿频、尿急、尿痛，舌质红苔黄腻，脉滑数</td><td>盆炎清热汤（罗元恺），高热加青蒿12g，白薇20g；月经量多加益母草30g，蒲黄10g；化脓加冬瓜仁、生薏苡仁各30g；大便秘结加生地黄20g，生大黄10g；腹胀甚加木香10g，大腹皮20g；尿痛加瞿麦、萹蓄各20g
外敷四黄散（罗元恺）</td><td>中极、次髎、合谷、曲池、行间、曲泉等穴交替使用，泻法</td></tr>
<tr><td>热毒内蕴，盆腔脓肿</td><td>高热不退，下腹部可扪及明显包块，疼痛持续拒按，阴道分泌黄带而气臭，子宫异常出血，可伴有尿频尿急，小腹部压痛、反跳痛明显</td><td>口干而不欲饮，舌质暗红，苔黄或腻，脉弦滑数</td><td>解毒内消汤（刘奉五）</td><td>中极、次髎、合谷、曲池、行间、曲泉等穴交替使用，泻法</td></tr>
<tr><td>下焦寒湿</td><td>腰痛，少腹发凉，隐隐作痛，白带清稀，畏寒喜暖，宫冷不孕</td><td></td><td>暖宫定痛汤（刘奉五）</td><td></td></tr>
</table>

（续 表）

证型		主症	全身症状	方药	针灸
急性盆腔炎	正虚邪陷	正不胜邪，邪毒入里，面色皖白或晦暗，四肢厥冷，烦躁，周身汗出黏腻，冷汗等阳气败坏休克症候，下腹疼痛拒按，腰部疼痛，带下量多色黄或臭秽	神智昏糊，舌红或淡，脉息微弱	薏苡附子败酱散（《金匮要略》）合参附汤（《正体类要》），大便溏泄加炮姜6g，炒白术10g	关元、气海、百会、足三里、三阴交，用补法
慢性盆腔炎	湿热阻滞	急性盆腔炎反复发作转为慢性。两侧少腹及小腹可触及条索状或片状物，下腹重坠疼痛，牵引腰骶部酸痛，劳累、性交后、排便时症状加重。带下量多，色黄味臭，月经不调，经色暗红或夹黏液，月经前后也加重，白带量多，月经失调，难以受孕	低热起伏，小便黄，大便秘结或黏腻难下，不爽而臭，舌质红，苔黄腻，脉弦或弦滑	四妙散合四逆散，下腹胀痛较甚加金铃子散；腰背胀痛甚加独活、葛根、秦艽；月经提前量多，经期延长，色暗红，有黏液，加炒地榆、贯众、益母草、茜草；盆腔包块加三棱、莪术、夏枯草、蒲公英	关元、中极、归来、肾俞、次髎、足三里、三阴交
	痰瘀互结，癥瘕	盆腔炎日久，下腹一侧可触及包块，压痛明显拒按，带下量多色黄白相兼，月经不调，经色暗红或夹紫暗血块	小便黄，大便干结，舌质暗红，舌面有瘀点瘀斑，苔腻，脉弦涩	桂枝茯苓丸加减	气海、中极、子宫、肾俞、次髎、足三里、三阴交

（续 表）

证型		主症	全身症状	方药	针灸
慢性盆腔炎	气滞血瘀	慢性炎症致卵巢、输卵管肿胀、粘连，下腹可触及条索状物，下腹重坠疼痛，牵引腰骶部酸痛，劳累、性交后、排便时症状加重。月经前后痛经明显，白带量多，月经失调，难以受孕	心烦易怒，周身不适，失眠，舌质偏暗，舌下静脉充盈而紫暗，苔薄黄腻，脉弦细或沉细涩	血府逐瘀汤加红藤，燥热经量多去当归，加丹参20g；下腹胀痛甚加香附12g，川楝子15g，槟榔10g；包块者加皂角刺、三棱、莪术、浙贝母、王不留行各10g；兼输卵管积水加车前子、益母草、泽泻	关元、气海、中极、子宫、肾俞、足三里、三阴交、血海、次髎
	寒湿凝滞	下腹胀痛或冷痛，牵引下腰骶部疼痛，带下量多色白，月经延后，经量少，经色紫暗有血块，经来疼痛，喜热敷	背与腰部畏寒，如有冰块，进食生冷则脘腹胀气，四肢欠温，得温稍舒，舌质暗红，有瘀点或瘀斑，苔白，脉沉弦或弦紧	少腹逐瘀汤或桂枝茯苓丸加减，小腹冷痛甚加乌药10g，细辛6g，吴茱萸12g；胸胁脘腹胀满加木香、枳壳各10g，香附12g；腰骶部冷痛加杜仲15g，续断30g，巴戟天10g；月经延后，经量少，重用归、芎，加桂枝10g	大敦、蠡沟、太冲、中极、三阴交 可加灸，将点燃的艾条放到小桶里，然后坐在小桶上熏，每次15～20min，每日1次，7～10天为1个疗程

【临床体会】

急性盆腔炎常因产后、流产、手术后，或经期性交感染引起，以热毒湿邪为主要病因，清热祛湿解毒是主要治疗大法。急性盆腔炎治疗不彻底可发展为慢性盆腔炎，易反复发作。输卵管常因炎症造成闭锁，并与周围组织粘连，可波及卵巢。盆腔炎与不孕、异位妊娠有关。瘀、寒、热、虚是慢性盆腔炎的病因，属本虚标实之症。慢性盆腔炎常造成盆腔内输卵管、卵巢、盆腔内组织的肿胀、粘连、纤维化，因此血瘀是其基本病理，活血化瘀是主要治法，在活血化瘀的同时根据患者的临床辨证，辅以理气、散结、清热、温经之法。炎症消退后，根据情况给予补气益肾之品以提高患者免疫功能。

清热解毒之品如金银花、连翘、蒲公英、黄柏、栀子等，有不同程度的抑菌、消炎作用，还有镇静、活血、降低体温、减轻疼痛等作用。活血化瘀之品可使血管扩张，血流量增加，改善血行，促进细胞的吞噬功能，促使炎性渗出的吸收，抑制炎性肉芽肿的形成。但是要选择偏于苦寒的凉血活血药，如牡丹皮、赤芍之类，用量不易过大。避免使用辛温活血祛瘀的当归、川芎、桃仁、红花等，以免毒热蔓延扩散。温经通阳的之品，如桂枝、干姜、吴茱萸、当归等有改善局部组织营养障碍，功能低下的作用，可用于慢性盆腔炎形寒怕冷的患者。急性盆腔炎患者禁用，因温药可使局部更加充血，从而造成炎症扩散。

盆腔炎是女性生殖器及其周围结缔组织、盆腔腹膜等的炎症，根据其危急程度和进展分为急性盆腔炎和慢性盆腔炎。近年来中医治疗盆腔炎按其临床表现来进行辨证施治，均取得较好的治疗效果。现将其中医治疗进展综述如下。

朱燕春偶采用大黄牡丹汤加减治疗急性盆腔炎，共 56 例患者，服药 3 个疗程，痊愈 48 例，显效 7 例，好转 1 例，总有效率 100%，在临床还可根据四诊合参选用大、小承气汤或泻肝汤加减治疗。

谈红英根据临床症状将其分 3 型论证治疗：①热毒塞盛型，宜清热解毒止痛，用红藤败酱汤加减。②湿热毒壅盛型，宜清热解毒止痛，用红藤败酱汤加减。③癥瘕包块，宜清热托脓消瘀，用仙方活命饮加减。黄健玲用阶段性分期治疗，初期以清热解毒为主，选用金银花、蒲公英、白花蛇舌草；中期以清热利湿为主，佐以活血化瘀，选用毛冬青、败酱草、鱼腥草、黄柏等清热利湿之品，并加车前子、佩兰等；后期以活血化瘀，益气养阴为主，常选用赤芍、牡丹皮、丹参、太子参等。

中国科学技术出版社医学分社中医书目

ISBN	书　名	作、译者	出版日期	定价（元）
		名家名作		
978-7-5046-7359-6	朱良春精方治验实录	朱建平	2017.1	35.00
978-7-5046-8287-1	柴松岩妇科思辨经验录：精华典藏版	滕秀香	2019.5	68.00
978-7-5046-7209-4	王光宇精准脉诊带教录	王光宇	2016.12	29.50
978-7-5046-8064-8	王光宇诊治癌症带教录	王光宇	2018.8	35.00
978-7-5046-7569-9	李济仁痹证通论	李济仁 仝小林	2018.1	29.50
978-7-5046-8168-3	张秀勤全息经络刮痧美容（典藏版）	张秀勤	2019.1	98.00
978-7-5046-9267-2	承淡安针灸师承录（典藏版）	承淡安	2022.1	38.00
978-7-5046-9266-5	承淡安子午流注针法（典藏版）	承淡安	2022.1	38.00
		实用工具书		
978-7-5046-8144-7	人体经筋解剖图谱：图解学习人体经筋解剖及筋结点	刘春山 刘菁婧	2019.1	68.00
978-7-5046-7296-4	人体经筋循行地图	刘春山 刘菁婧	2017.1	59.00
978-7-5046-7295-7	针灸经外奇穴图谱	郝金凯	2017.1	182.00
978-7-5236-0021-4	实测十四经脉挂图	郝金凯	2023.1	49.00
978-7-5046-9530-7	十四经络循行与临床主治病症	潘隆森	2024.1	80.00